大人の脳トレ！
チコちゃんの
漢字クイズ

NHK「チコちゃんに叱られる！」制作班 監修

宝島
SUGOI
文庫

宝島社

はじめに

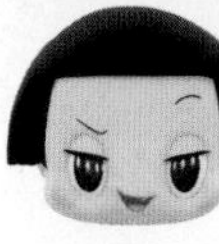

今こそすべての日本国民に問います。

5歳のチコちゃんが問いかける、生きていれば知っていて当然の漢字、知らないままにしていませんか？

パソコンやスマホで文字を入力すれば勝手に漢字が打ち込まれる現代、便利にはなりましたが、何も考えないでのほほんと暮らしていると、チコちゃんに叱られますよ。

叱られる前に、この本でもう一度、漢字の勉強をしてみませんか？

知っていて当たり前の漢字から、「こう読むの？」と驚くような難問まで、さまざまな問題を用意しました。満点が取れなくても大丈夫。答えを確認して、後日再挑戦すれば読める漢字、書ける漢字が増えていくはずです。

それでは早速、チコちゃんが出す問題に挑戦してみましょう！

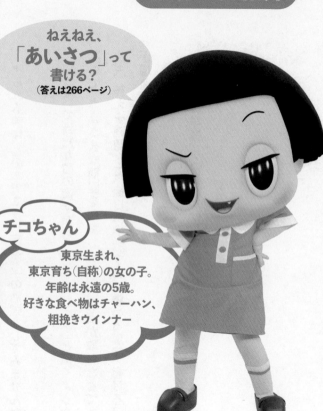

登場人物紹介

ねえねえ、
「あいさつ」って
書ける？
（答えは266ページ）

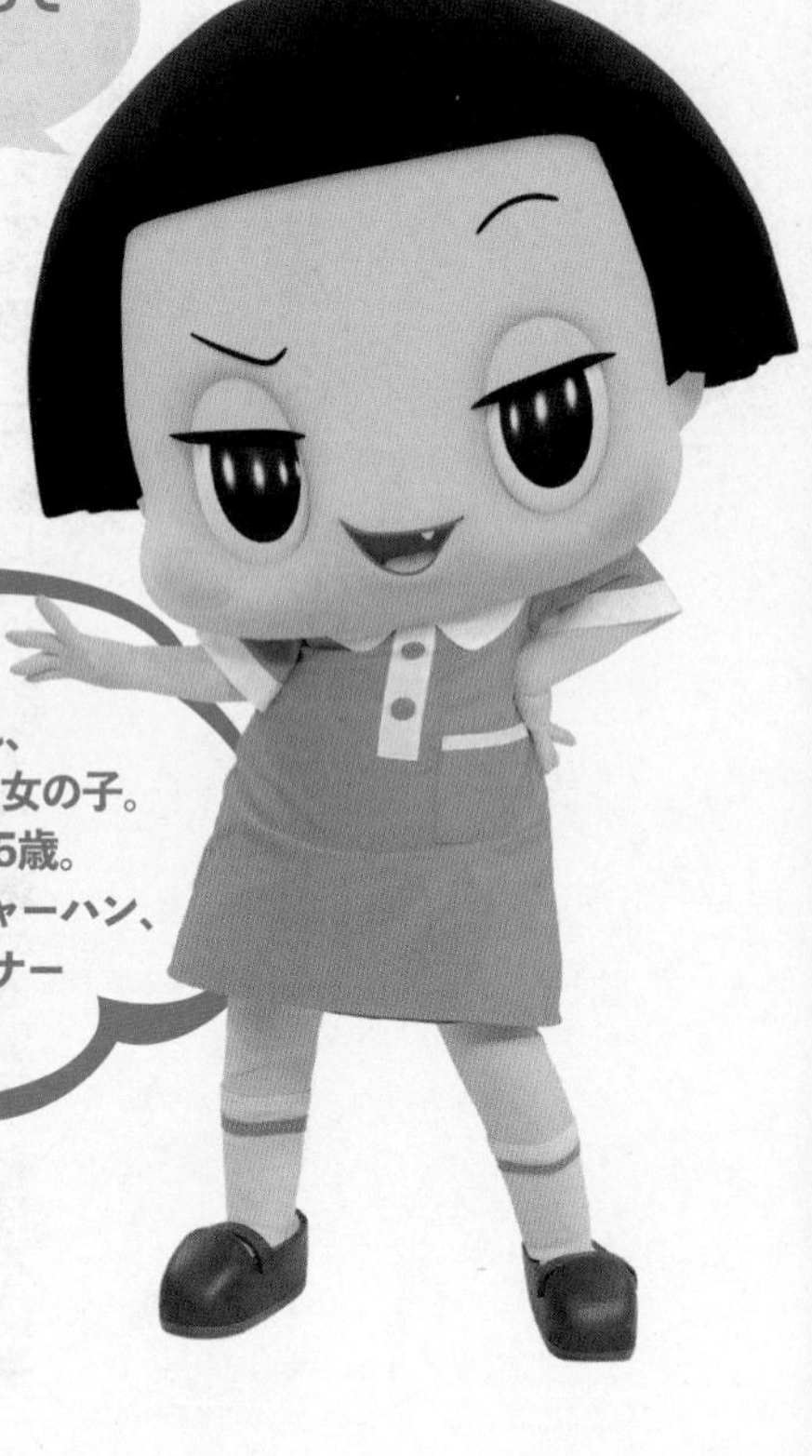

チコちゃん

東京生まれ、
東京育ち（自称）の女の子。
年齢は永遠の5歳。
好きな食べ物はチャーハン、
粗挽きウインナー

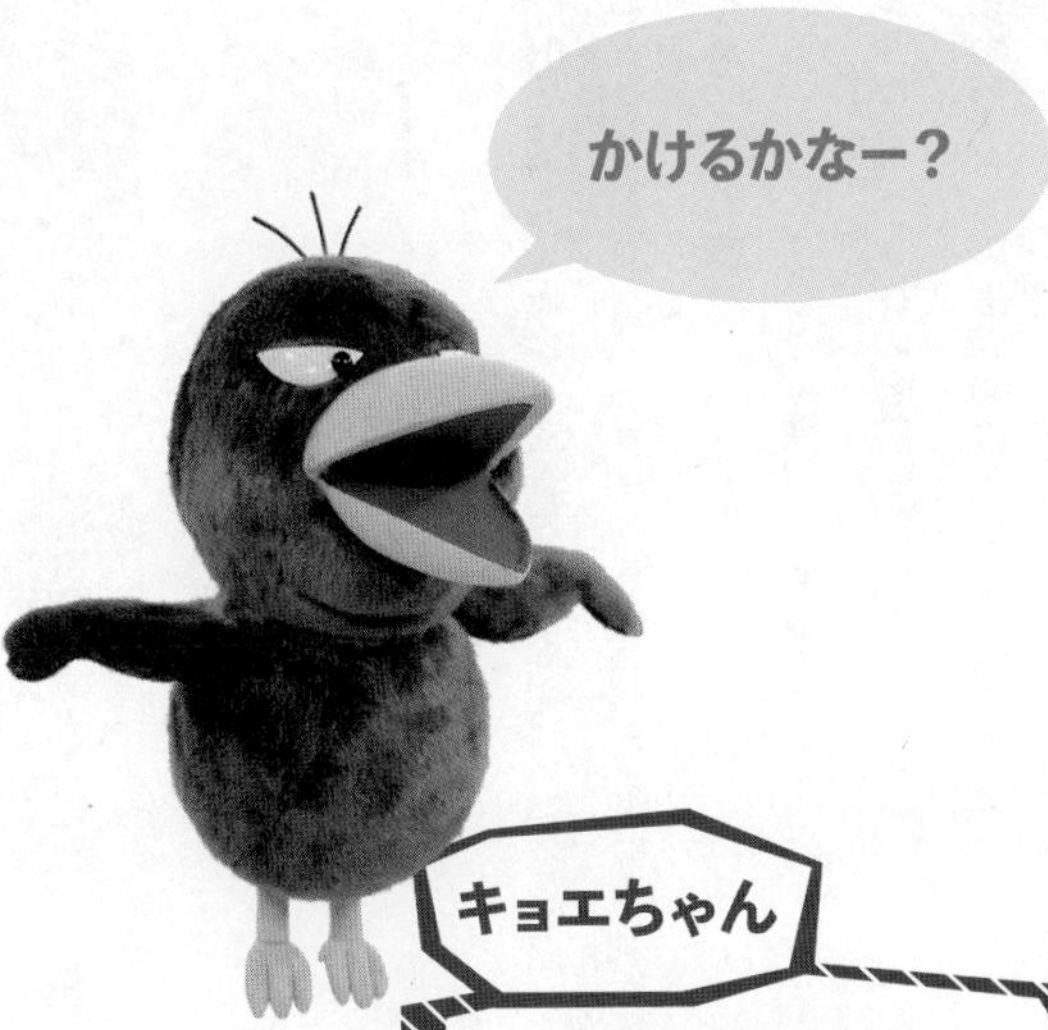

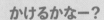

キョエちゃん

江戸川の黒い鳥。
好きなパンは残飯、
好きなドラマは『太陽にほえろ！』。
将来の夢はYouTuber

大人の脳トレ！　チコちゃんの漢字クイズ　目次

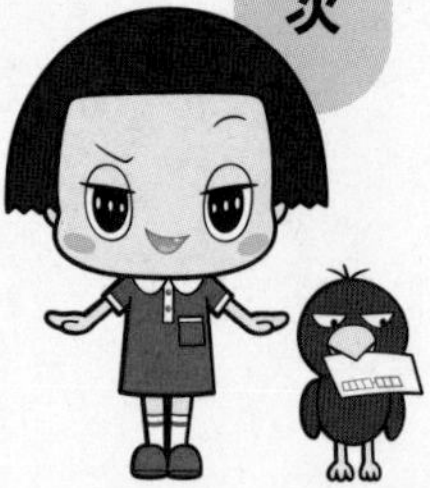

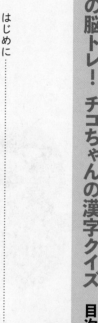

第2章　意外とわからない？　定番の漢字

第3章　脳をレベルアップ！　ハイレベル漢字 177

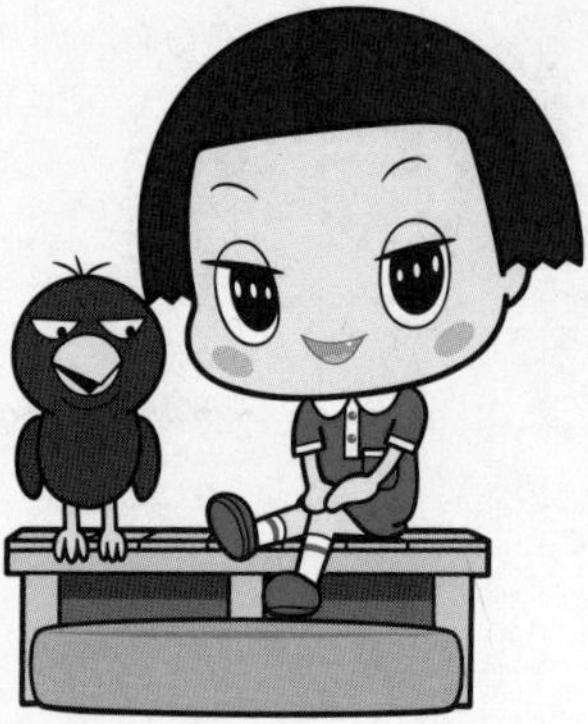

第①章

テーマ別で学ぶ 身近な漢字

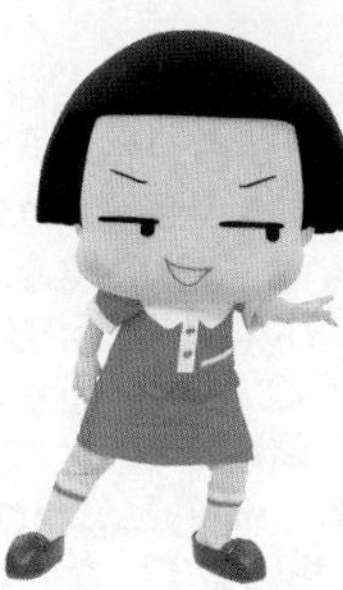

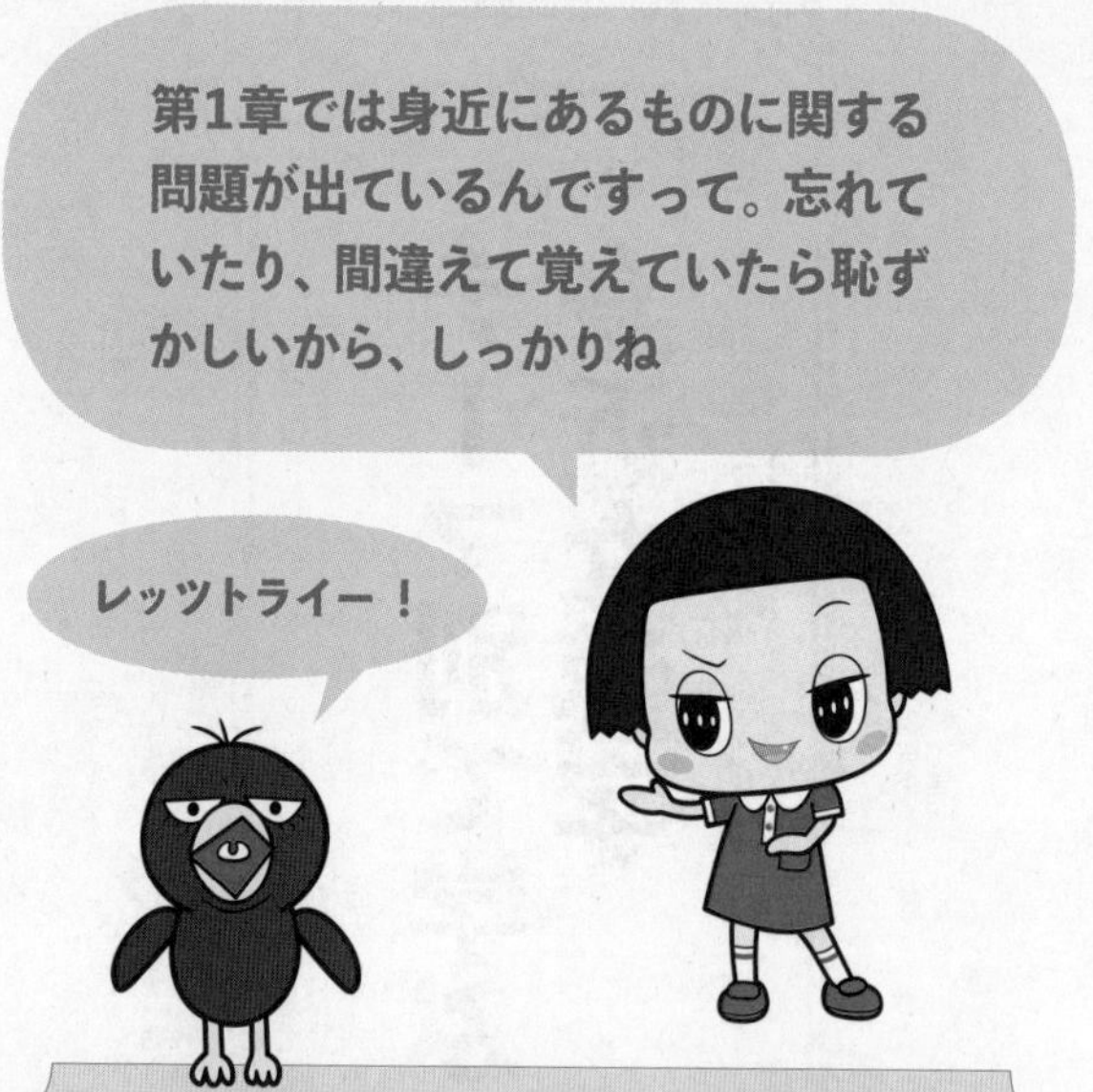
第1章では身近にあるものに関する問題が出ているんですって。忘れていたり、間違えて覚えていたら恥ずかしいから、しっかりね
レッツトライー！

この本の使い方

この本は、左のページが問題で、めくったその次のページに解答と解説が書かれています。問題のページにひらがなやカタカナが書かれていたら漢字を、漢字が書かれていたらその読みを答えていきましょう。なお第2章以降には、漢字の読み書きだけでなく、四字熟語やことわざ、正式名称クイズなど、バラエティ豊かな問題を収録しています。また複数正解がある場合、一般的と思われるものを表記してすべての正解を掲載していない場合があります。

2019年11月1日放送

漢字クイズ

「にわとり」って書ける?

大人だったらこれぐらい
簡単に書けちゃうわよねぇ?

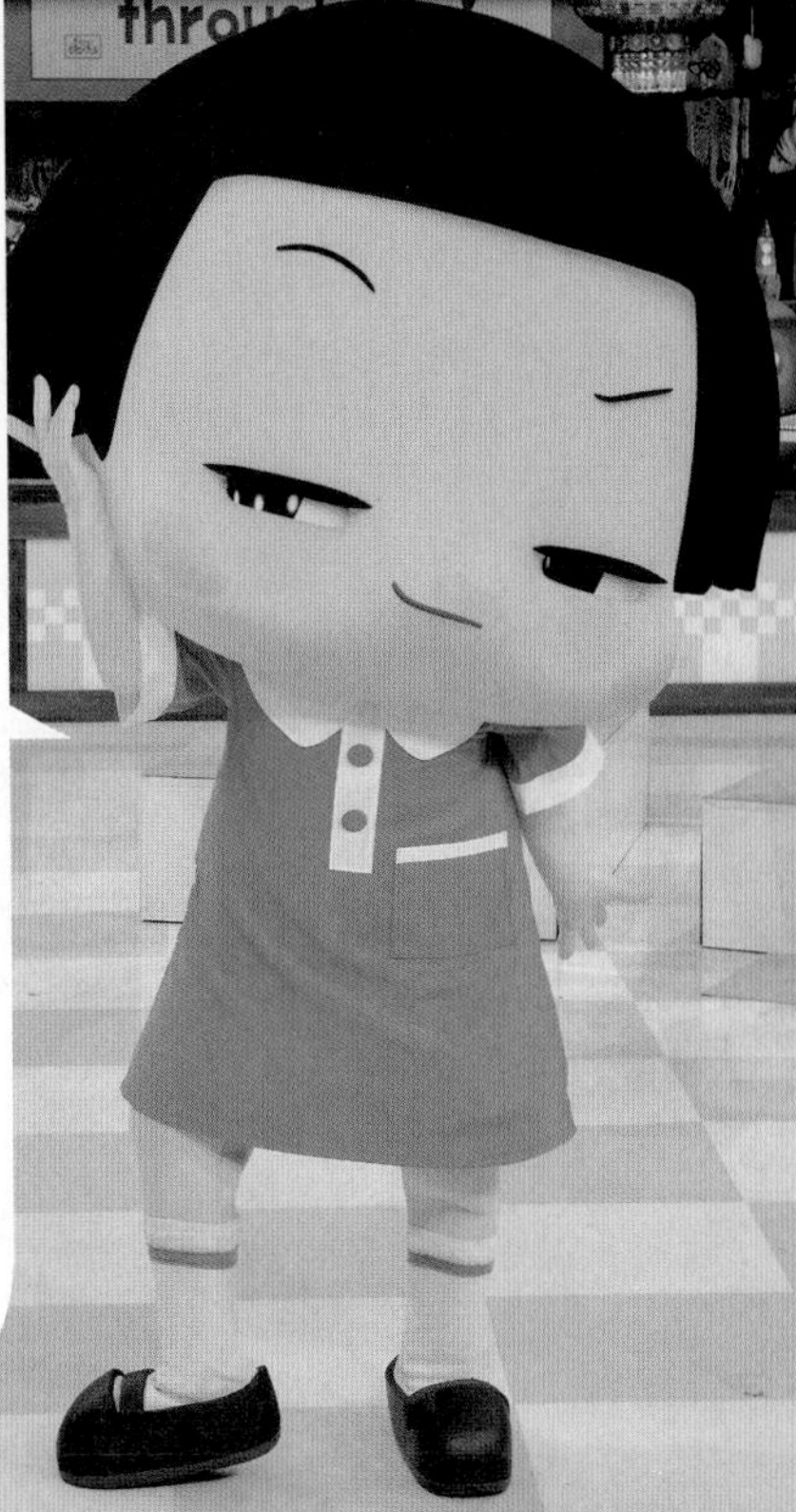

正解

鶏

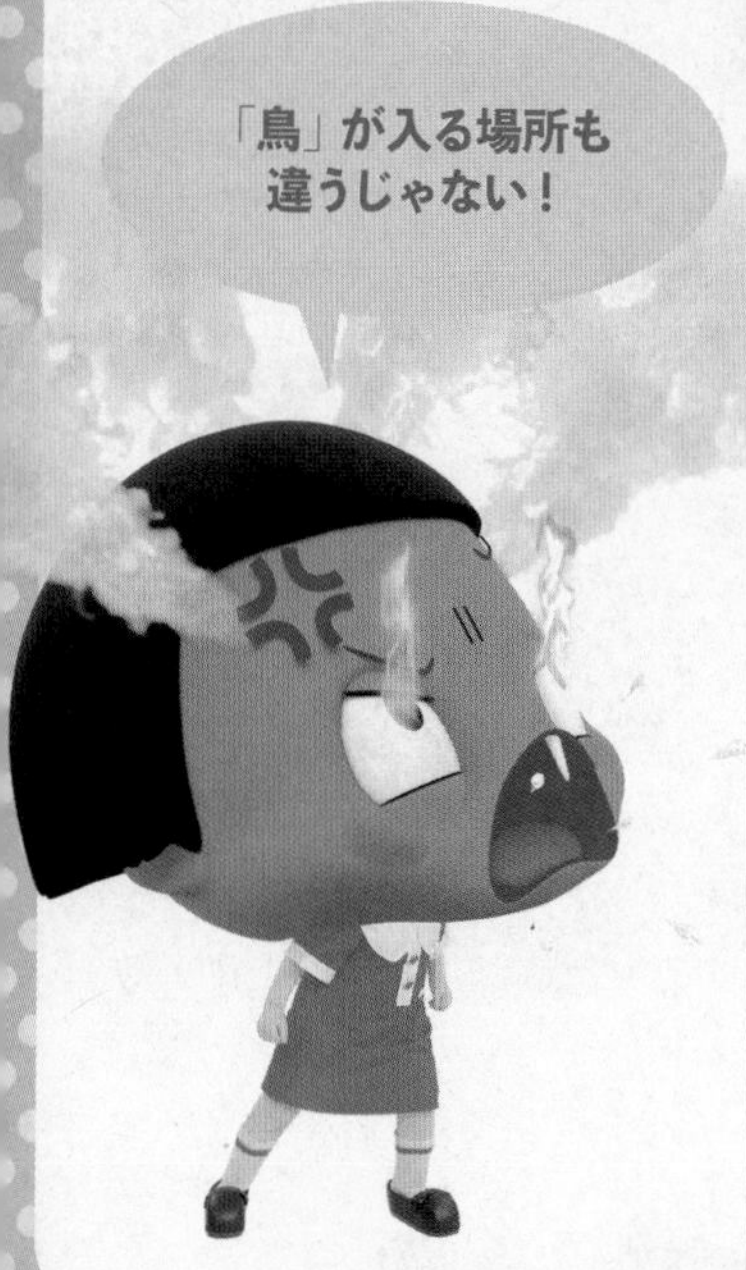

誤答例

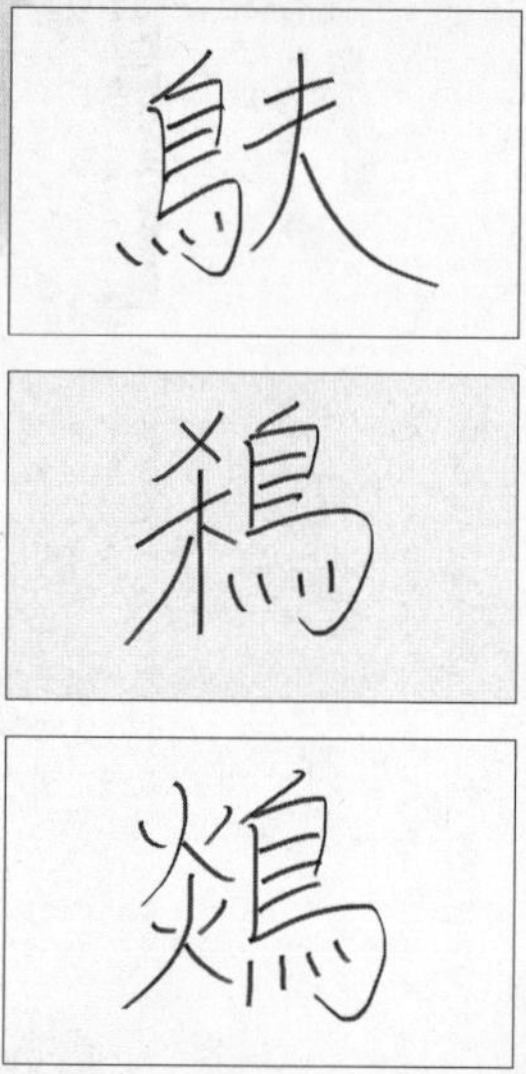

動物園で見かける「生き物の名前」①

①くじゃく

②うさぎ

③たぬき

④さる

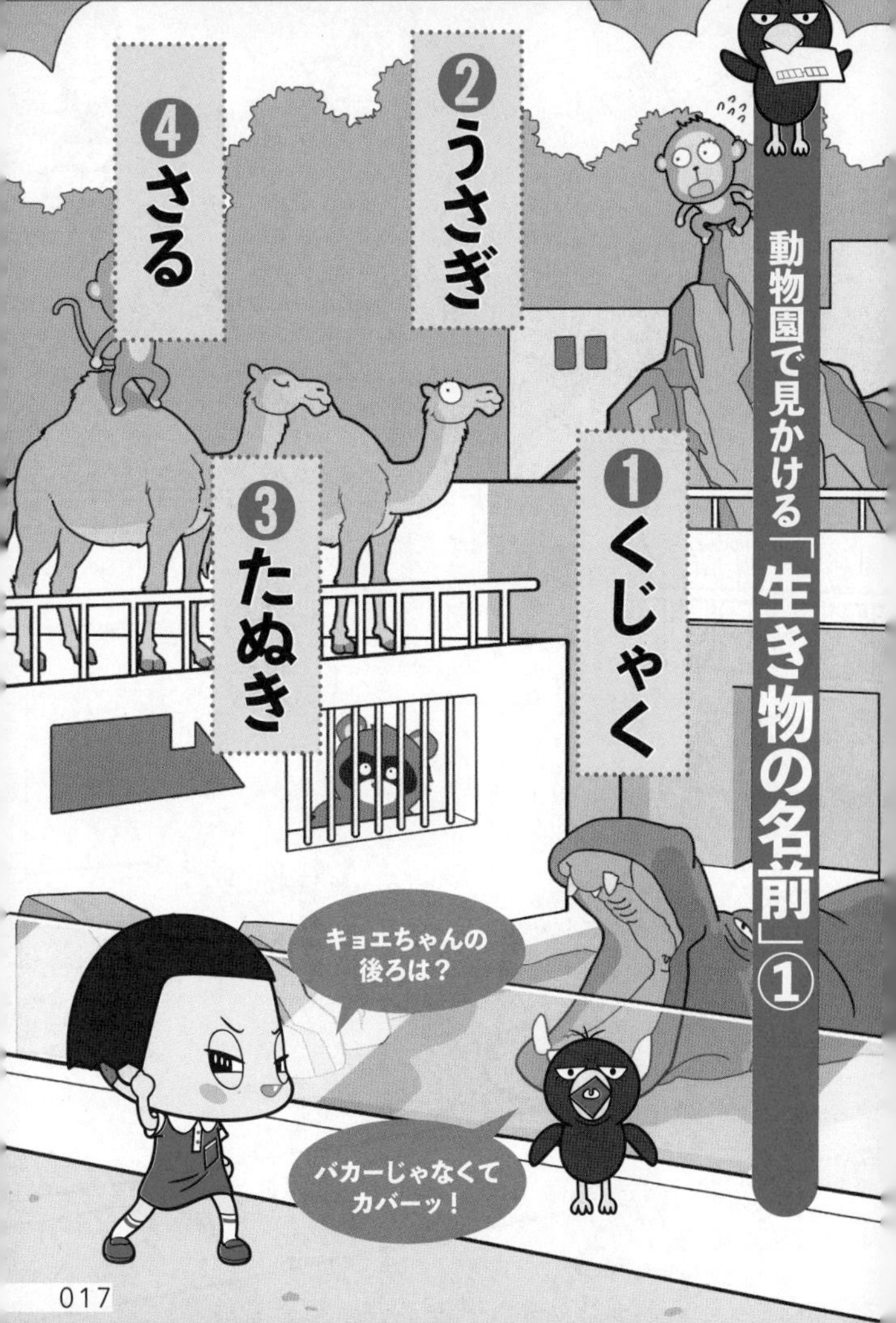
キョエちゃんの
後ろは？
バカーじゃなくて
カバーッ！

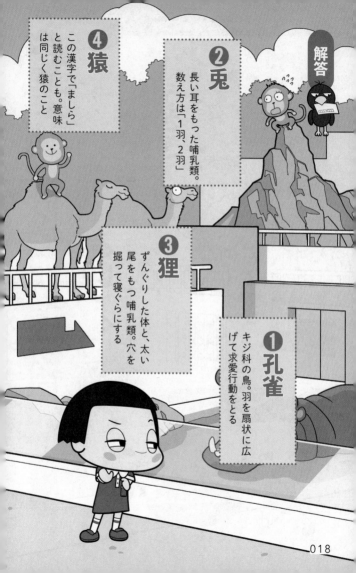

解答

❶ 孔雀

キジ科の鳥。羽を扇状に広げて求愛行動をとる

❷ 兎

長い耳をもった哺乳類。数え方は「1羽、2羽」

❸ 狸

ずんぐりした体と、太い尾をもつ哺乳類。穴を掘って寝ぐらにする

❹ 猿

この漢字で「ましら」と読むことも。意味は同じく猿のこと

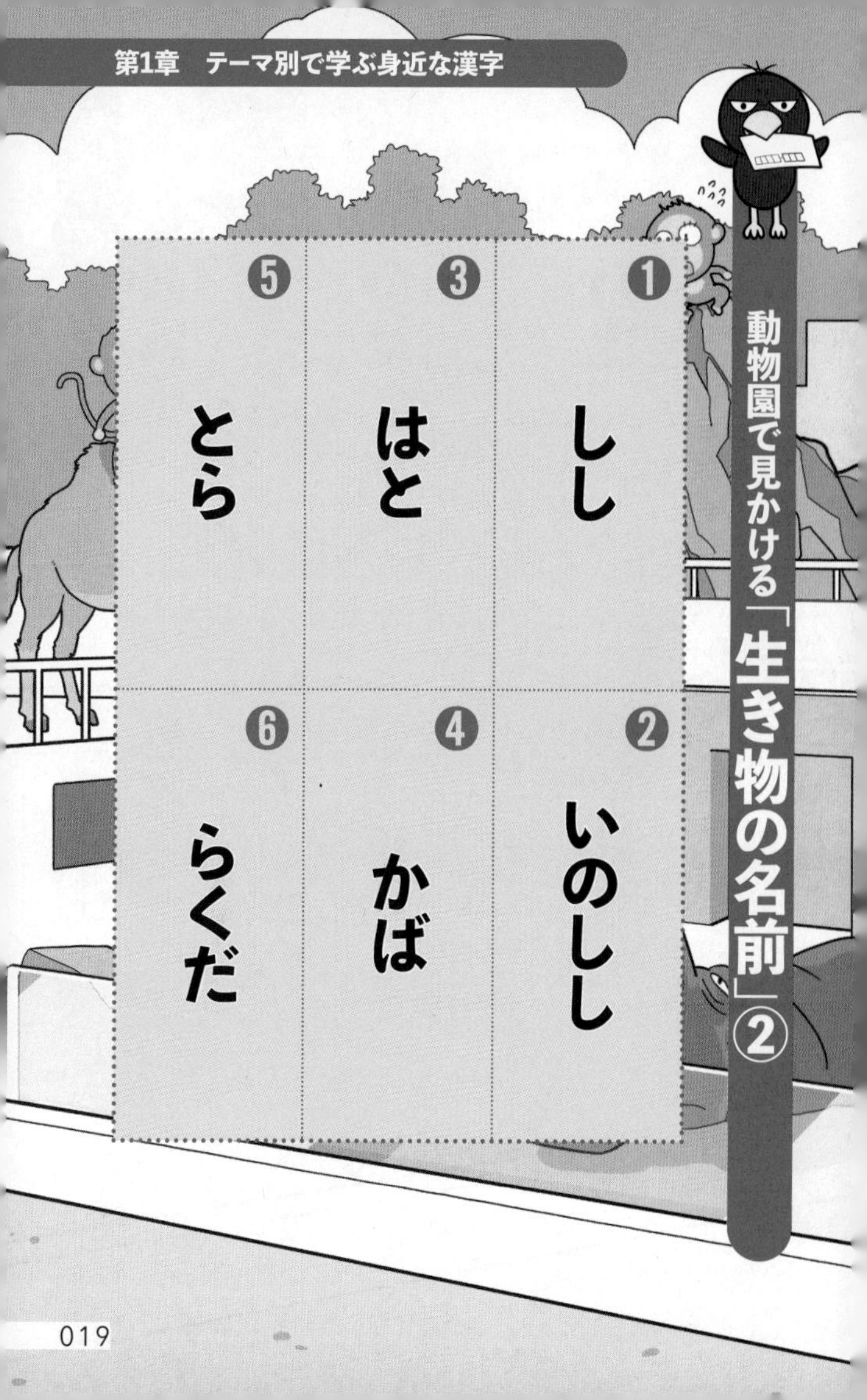

動物園で見かける「生き物の名前」②

❶ しし

❷ いのしし

❸ はと

❹ かば

❺ とら

❻ らくだ

解答

① 獅子

ライオンのこと。その強さから「百獣の王」とも呼ばれる

② 猪

豚の原種。突進力がある半面、走ると容易に曲がれないという

③ 鳩

ほぼ全世界に分布しているハト科の鳥の総称。平和の象徴とされる

④ 河馬

ずんぐりした体型の動物。見た目に反してかなり獰猛(どうもう)

⑤ 虎

ネコ科の動物。その強さをたとえた慣用句、ことわざも多い

⑥ 駱駝

背中に巨大なコブをもつ動物。砂漠地の足として重宝されている

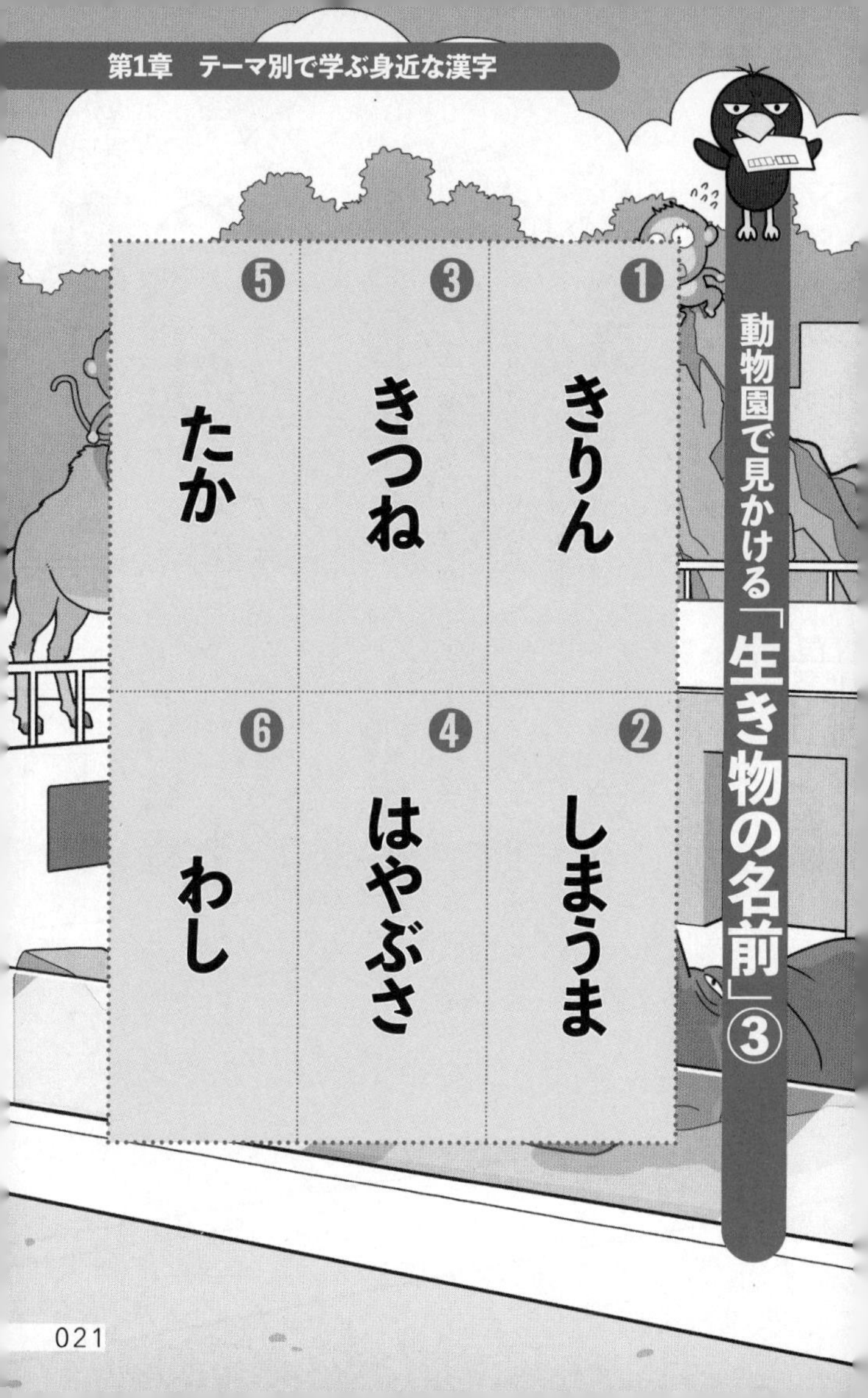

動物園で見かける「生き物の名前」③

① きりん	③ きつね	⑤ たか
② しまうま	④ はやぶさ	⑥ わし

解答

① 麒麟

首と足が長い哺乳類。1日に20分ほどしか眠らないのだとか

② 縞馬

名前の通り、黒と白の縦縞(たてじま)をもつ馬。「斑馬」とも書く

③ 狐

イヌ科の哺乳類。人を騙(だま)す、ずるいものの象徴とされてきた

④ 隼

カラス程度の大きさの鳥。非常に飛ぶのが速く鷹狩りに用いられる

⑤ 鷹

タカ目タカ科の鳥のうち、小形、中形の総称。鋭い爪で餌をとらえる

⑥ 鷲

タカ目タカ科の鳥で、大形のものの総称。日本の生息数は少なめ

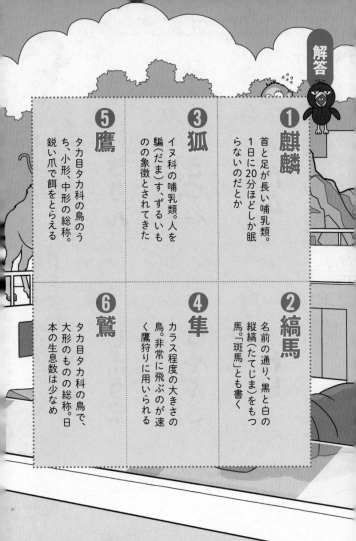

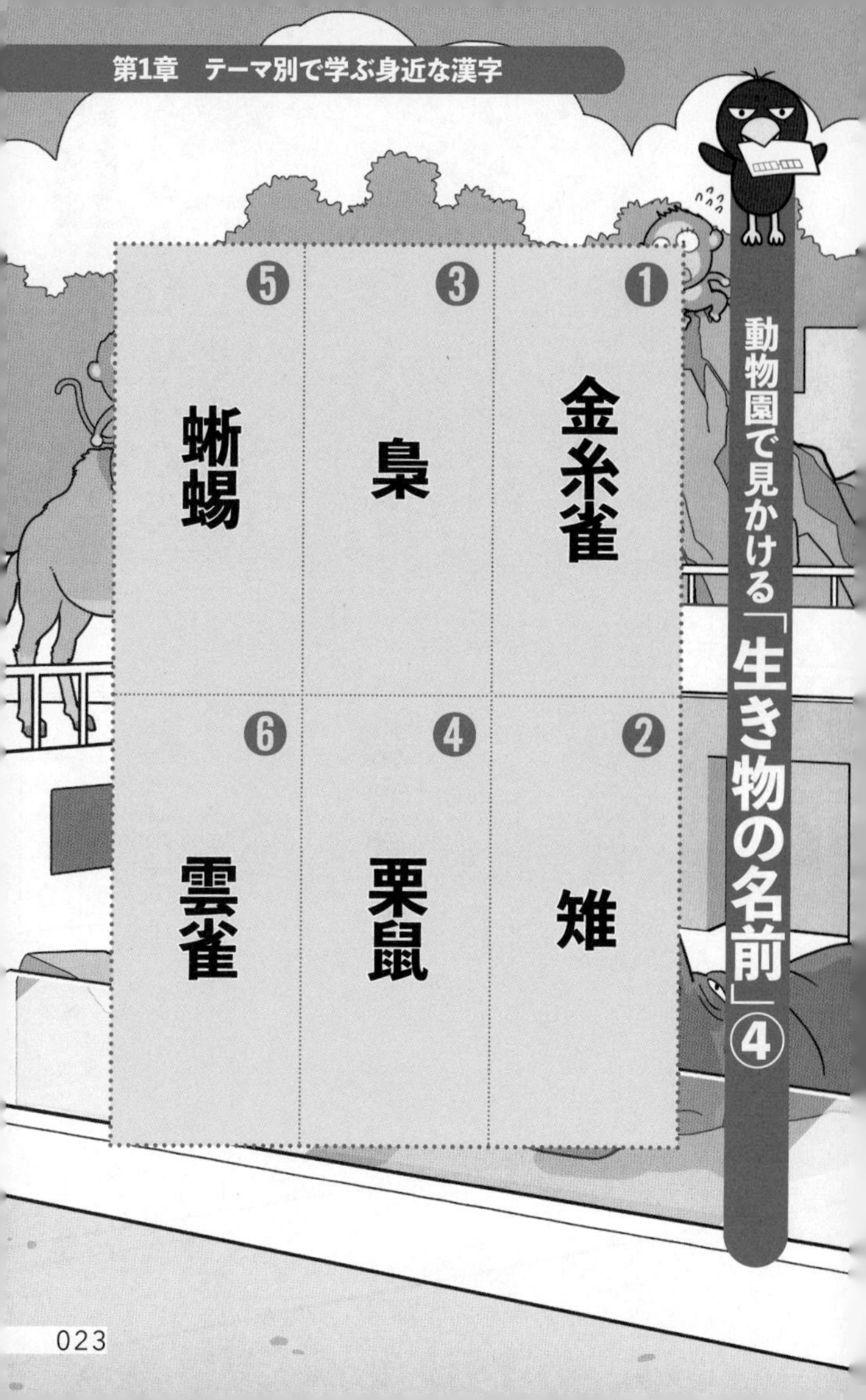

動物園で見かける「生き物の名前」④

① 金糸雀

② 雛

③ 梟

④ 栗鼠

⑤ 蜥蜴

⑥ 雲雀

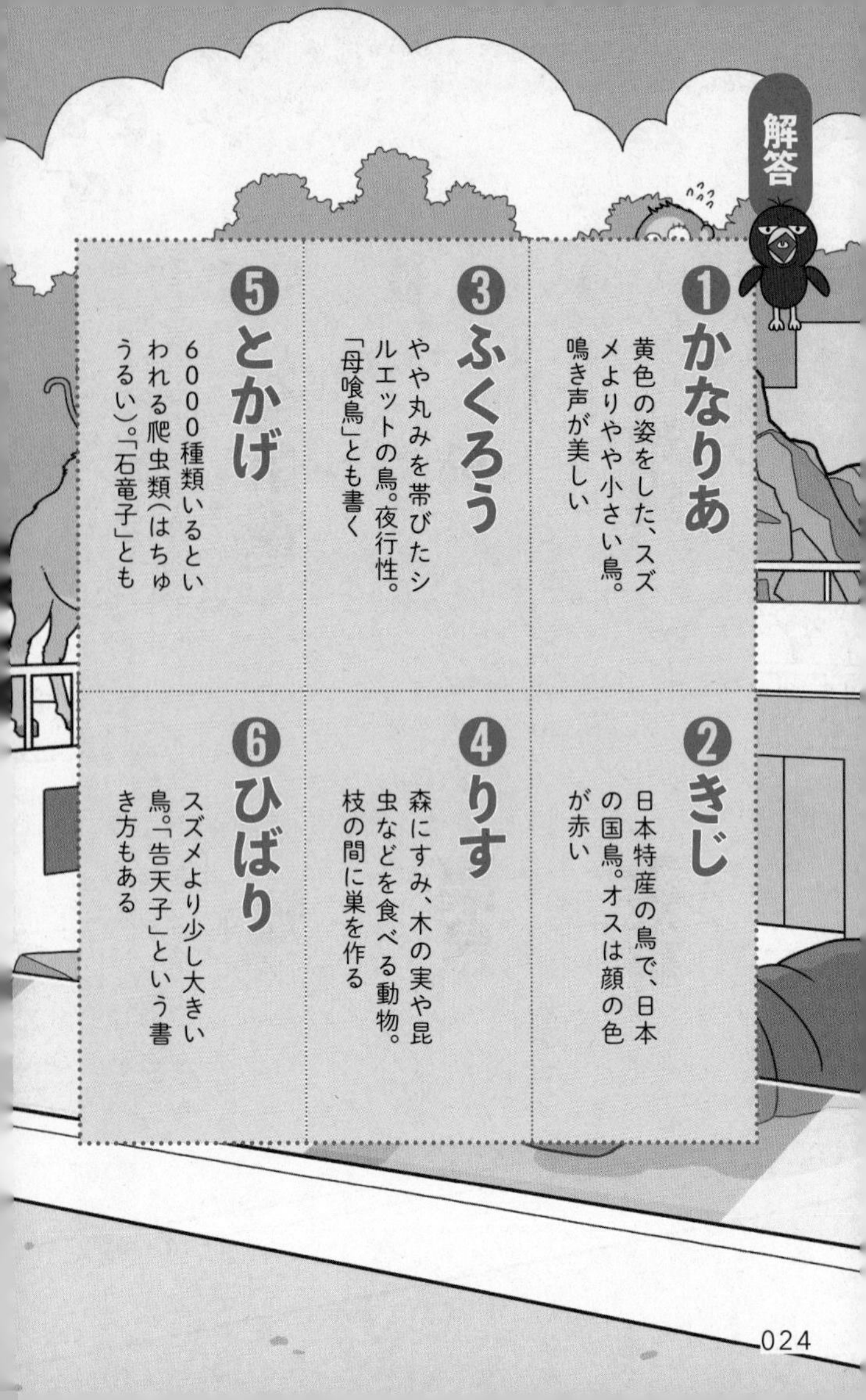

解答

① かなりあ

黄色の姿をした、スズメよりやや小さい鳥。鳴き声が美しい

② きじ

日本特産の鳥で、日本の国鳥。オスは顔の色が赤い

③ ふくろう

やや丸みを帯びたシルエットの鳥。夜行性。「母喰鳥」とも書く

④ りす

森にすみ、木の実や昆虫などを食べる動物。枝の間に巣を作る

⑤ とかげ

6000種類いるといわれる爬虫類(はちゅうるい)。「石竜子」とも

⑥ ひばり

スズメより少し大きい鳥。「告天子」という書き方もある

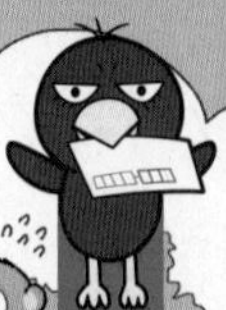

動物園で見かける「生き物の名前」⑤

❶ 啄木鳥

❷ 郭公

❸ 犀

❹ 家鴨

❺ 豹

❻ 鸚鵡

解答

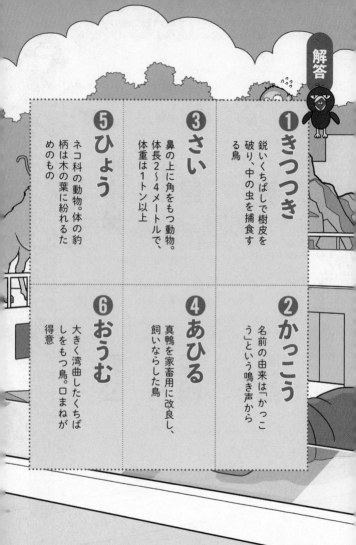

❶ きつつき
鋭いくちばしで樹皮を破り、中の虫を捕食する鳥

❷ かっこう
名前の由来は「かっこう」という鳴き声から

❸ さい
鼻の上に角をもつ動物。体長2～4メートルで、体重は1トン以上

❹ あひる
真鴨を家畜用に改良し、飼いならした鳥

❺ ひょう
ネコ科の動物。体の豹柄は木の葉に紛れるためのもの

❻ おうむ
大きく湾曲したくちばしをもつ鳥。口まねが得意

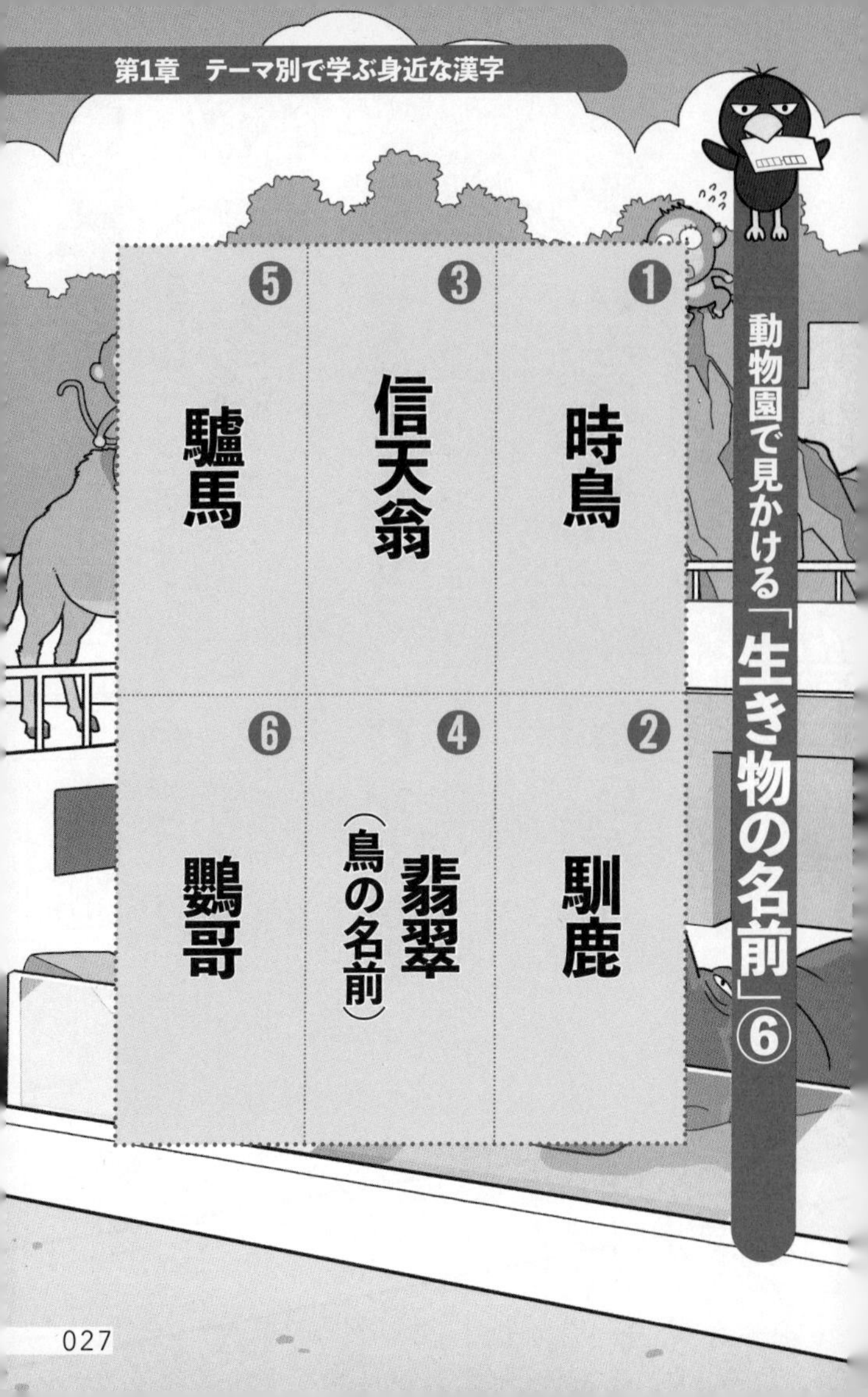

動物園で見かける「生き物の名前」⑥

❶ 時鳥

❷ 馴鹿

❸ 信天翁

❹ 翡翠（鳥の名前）

❺ 驢馬

❻ 鸚哥

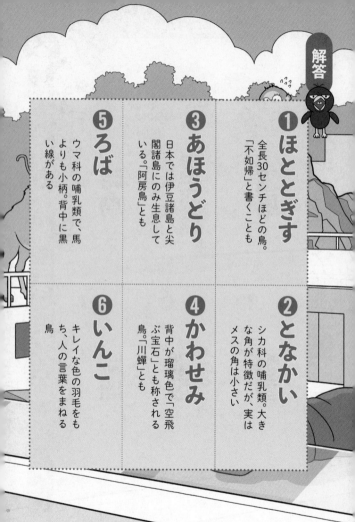

解答

❶ほととぎす
全長30センチほどの鳥。「不如帰」と書くことも

❷となかい
シカ科の哺乳類。大きな角が特徴だが、実はメスの角は小さい

❸あほうどり
日本では伊豆諸島と尖閣諸島にのみ生息している。「阿房鳥」とも

❹かわせみ
背中が瑠璃色で「空飛ぶ宝石」とも称される鳥。「川蟬」とも

❺ろば
ウマ科の哺乳類で、馬よりも小柄。背中に黒い線がある

❻いんこ
キレイな色の羽毛をもち、人の言葉をまねる鳥

動物園で見かける「生き物の名前」⑦

❶ 鶚

❷ 鴛鴦

❸ 西表山猫

❹ 鴨嘴

❺ 大熊猫

❻ 小熊猫

解答

❶うずら
体長15センチほどの鳥。まだら模様の卵を産む

❷おしどり
水鳥の一種。「おしどり夫婦」は仲のよい夫婦のたとえ

❸いりおもてやまねこ
西表島（いりおもてじま）に生息する天然記念物

❹かものはし
主にオーストラリアに生息する哺乳類。名前は鴨に似たくちばしから

❺じゃいあんとぱんだ
体毛が白と黒の、熊に似た動物。竹を主食とする

❻れっさーぱんだ
本来「熊猫」といえばこちらだったが、大熊猫の発見で「小熊猫」に

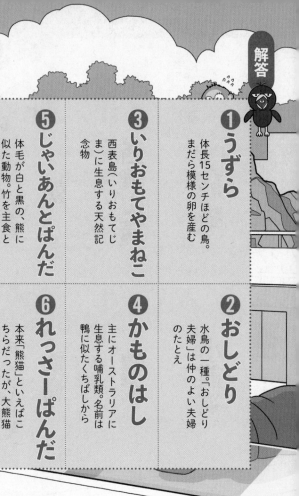

水族館にまつわる「水の生き物の名前」①

❶ さんご

❷ くらげ

❸ ひとで

❹ さめ

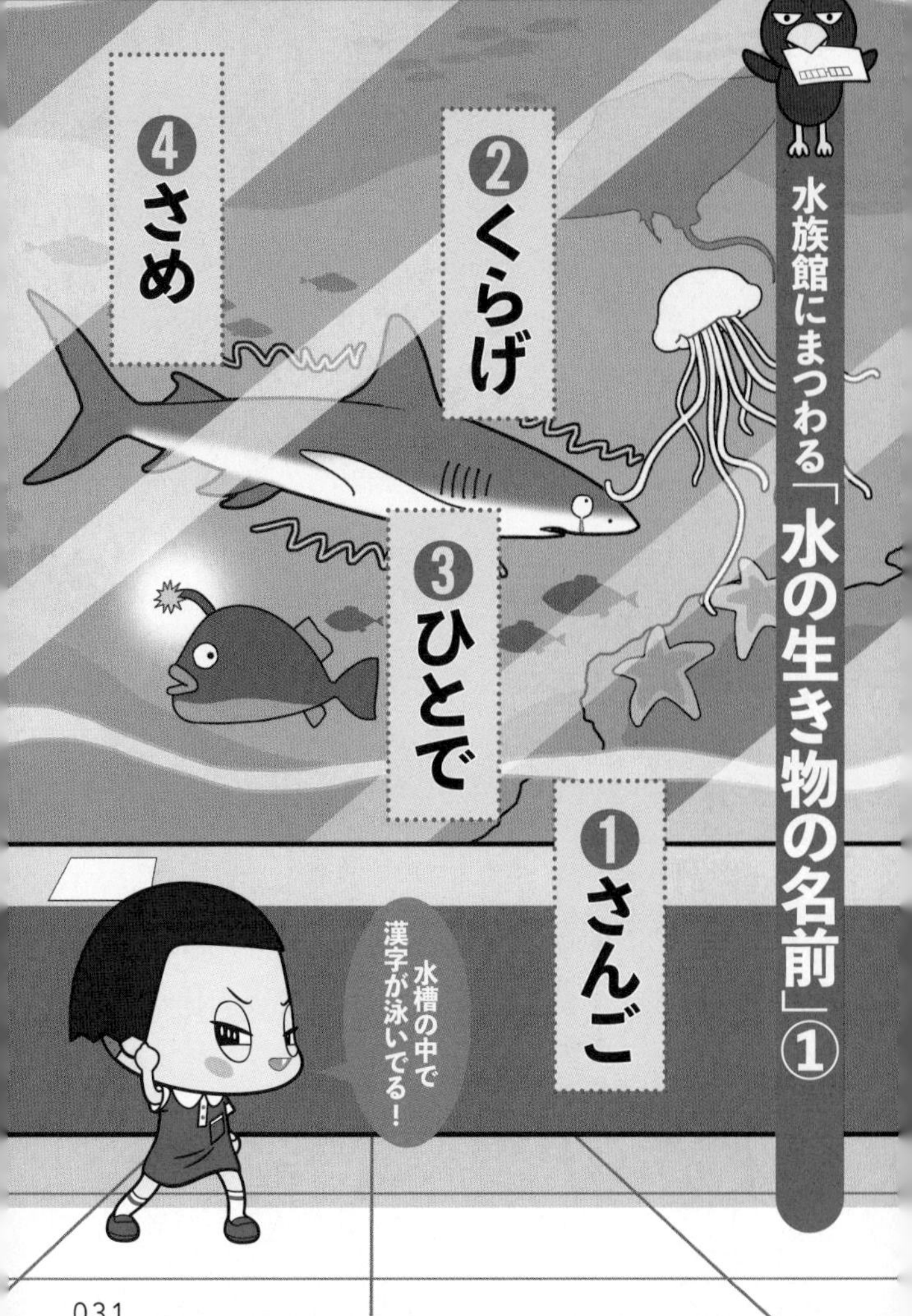

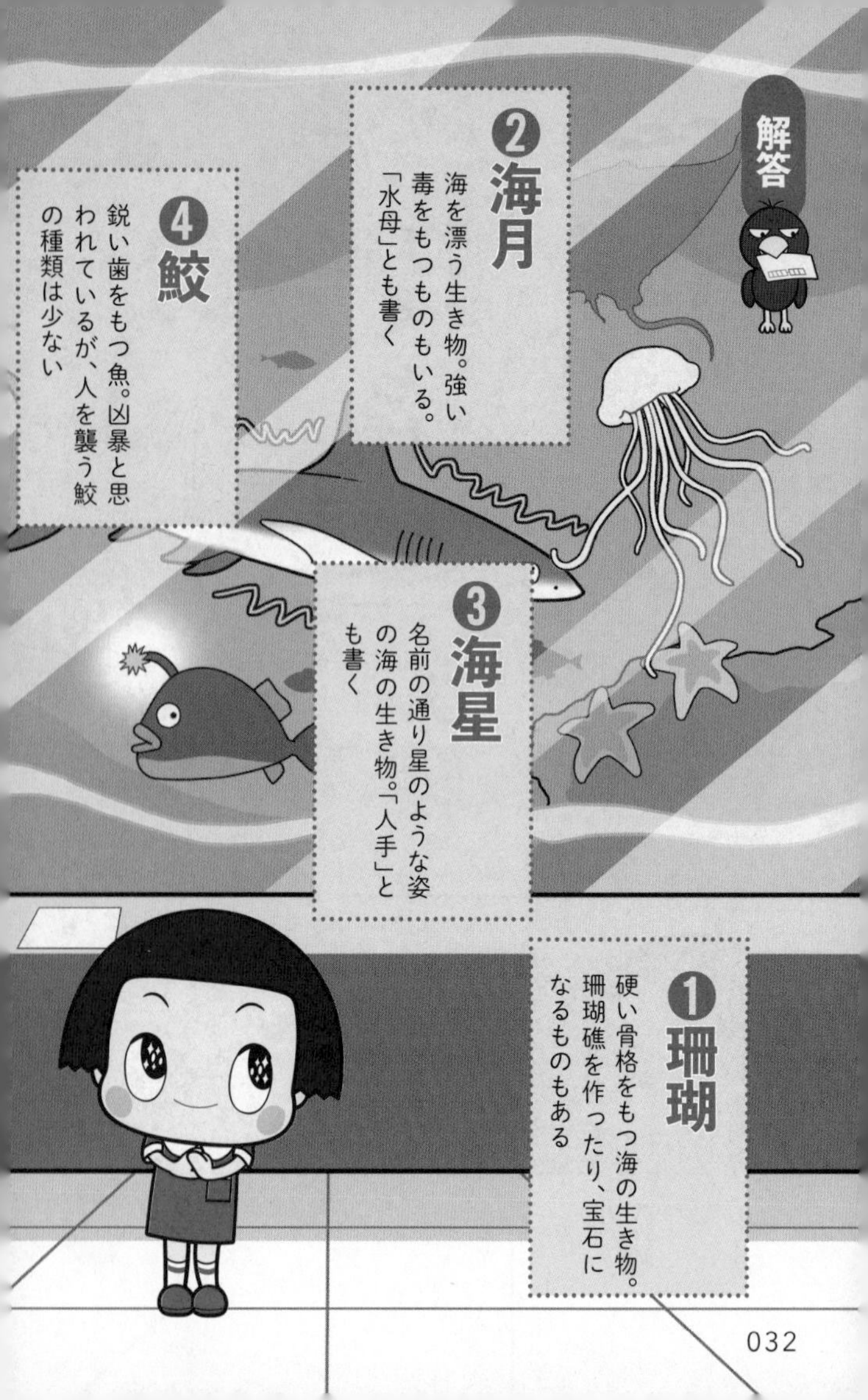

解答

❶ 珊瑚

硬い骨格をもつ海の生き物。珊瑚礁を作ったり、宝石になるものもある

❷ 海月

海を漂う生き物。強い毒をもつものもいる。「水母」とも書く

❸ 海星

名前の通り星のような姿の海の生き物。「人手」とも書く

❹ 鮫

鋭い歯をもつ魚。凶暴と思われているが、人を襲う鮫の種類は少ない

水族館にまつわる「水の生き物の名前」②

❶ 海象

❷ 鰐

❸ 海豹

❹ 海豚

❺ 鯱

❻ 鯰

解答

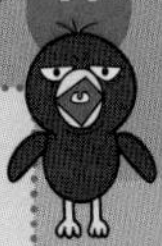

❶せいうち

ロシア語でトドの意味をもつ哺乳類。大きな牙と髭が特徴

❸あざらし

体に豹のような斑点があり、ひれ状の足をもった動物

❺しゃち

虎のように獰猛な性質をもつ、背中は黒く、腹は白い大型の哺乳類

❷わに

大きく開く顎と、鱗に覆われた体が特徴の爬虫類

❹いるか

魚に似た姿の海産哺乳動物。水族館の人気者

❻なまず

滑らかで鱗のない体と、長い口髭が特徴の淡水魚

水族館にまつわる「水の生き物の名前」③

❶ 鰯

❷ 鰆

❸ 若布

❹ 鰈

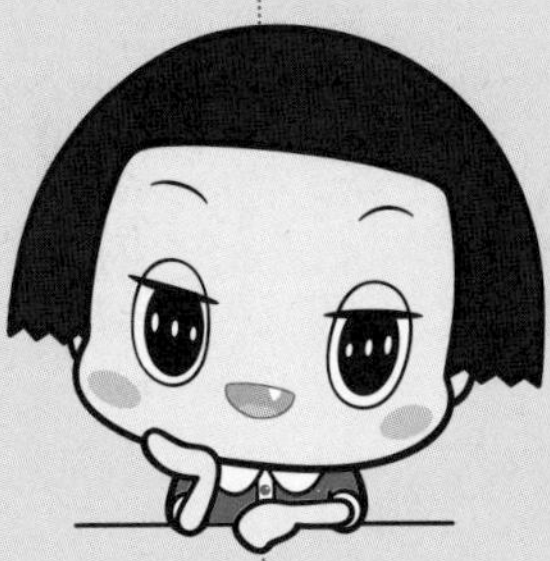

解答

① いわし

青魚の一種。マイワシやカタクチイワシなどさまざまな種類がある

② さわら

サバ科の海魚で、特に瀬戸内海に多くすむ。体長は約1メートル

③ わかめ

「和布」や「稚海藻」とも書く、食用としてポピュラーな海藻

④ かれい

海底の砂地にすむ海魚。体は平たく、一般に両目とも体の右側にある

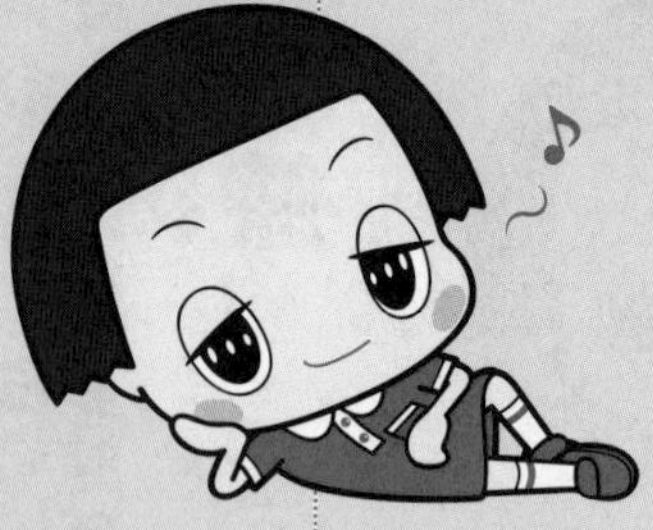

水族館にまつわる「水の生き物の名前」④

① 柳葉魚

② 鱸

③ 浅蜊

④ 蜆

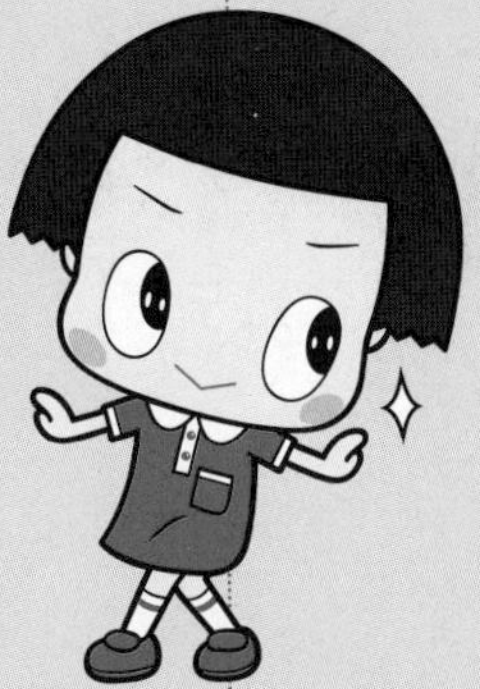

解答

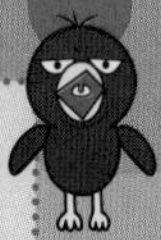

① ししゃも

細長い体をした海水魚。名前の由来はアイヌ語といわれている

② すずき

成長に応じて「こっぱ」「せいご」など呼び名が変わる出世魚

③ あさり

浅い海にすむ二枚貝。「鯏」「蜊」「蛤仔」とも書く

④ しじみ

淡水の砂地にすむ二枚貝。浅蜊より小さい

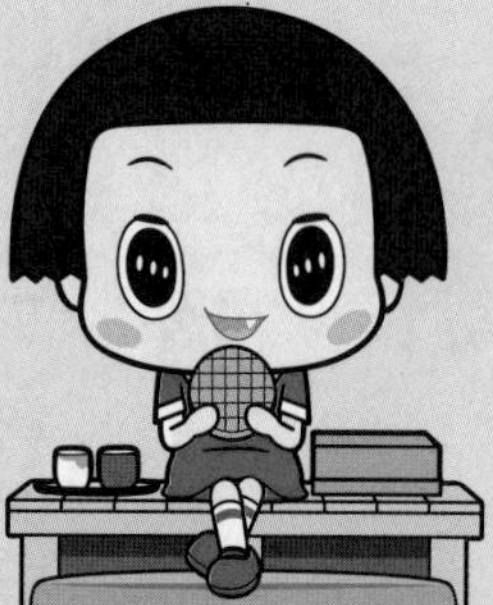

知っておきたい「お寿司屋さんのネタ」①

①えび
②たこ
③たい
④さば

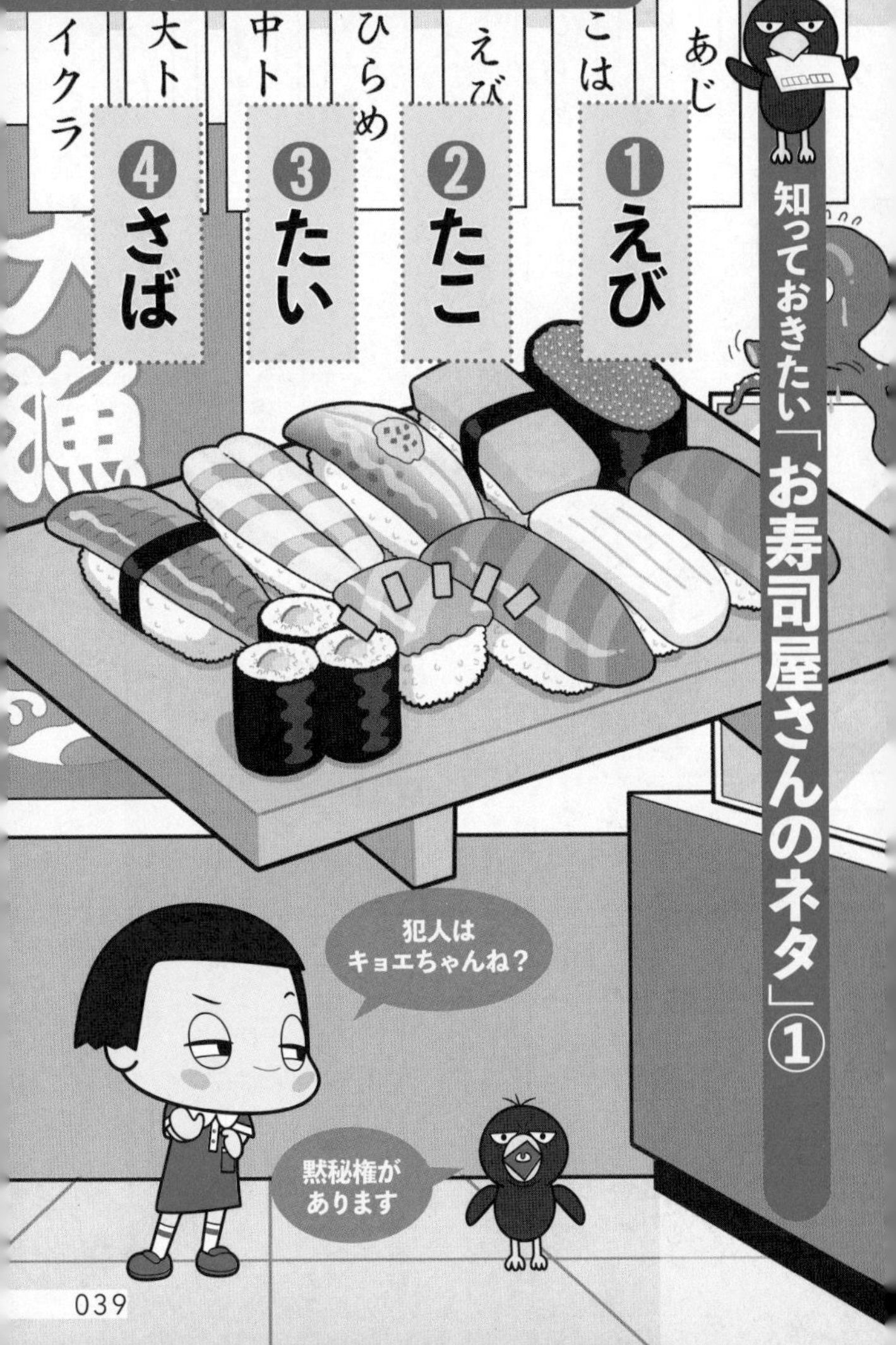
あじ
こは
えび
ひらめ
中ト
大ト
イクラ
犯人は
キョエちゃんね？
黙秘権が
あります

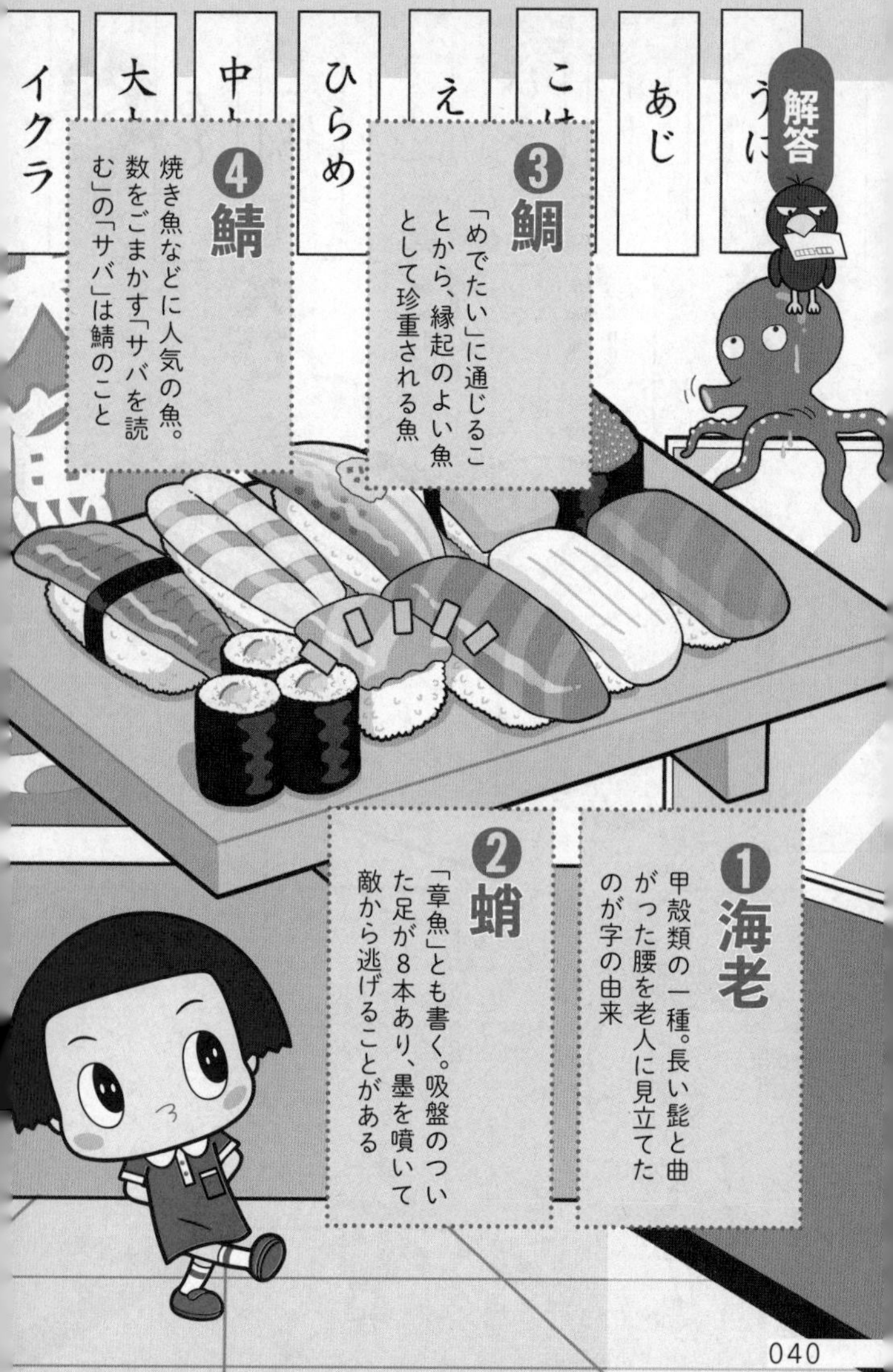

解答

① 海老

甲殻類の一種。長い髭と曲がった腰を老人に見立てたのが字の由来

② 蛸

「章魚」とも書く。吸盤のついた足が8本あり、墨を噴いて敵から逃げることがある

③ 鯛

「めでたい」に通じることから、縁起のよい魚として珍重される魚

④ 鯖

焼き魚などに人気の魚。数をごまかす「サバを読む」の「サバ」は鯖のこと

知っておきたい「お寿司屋さんのネタ」②

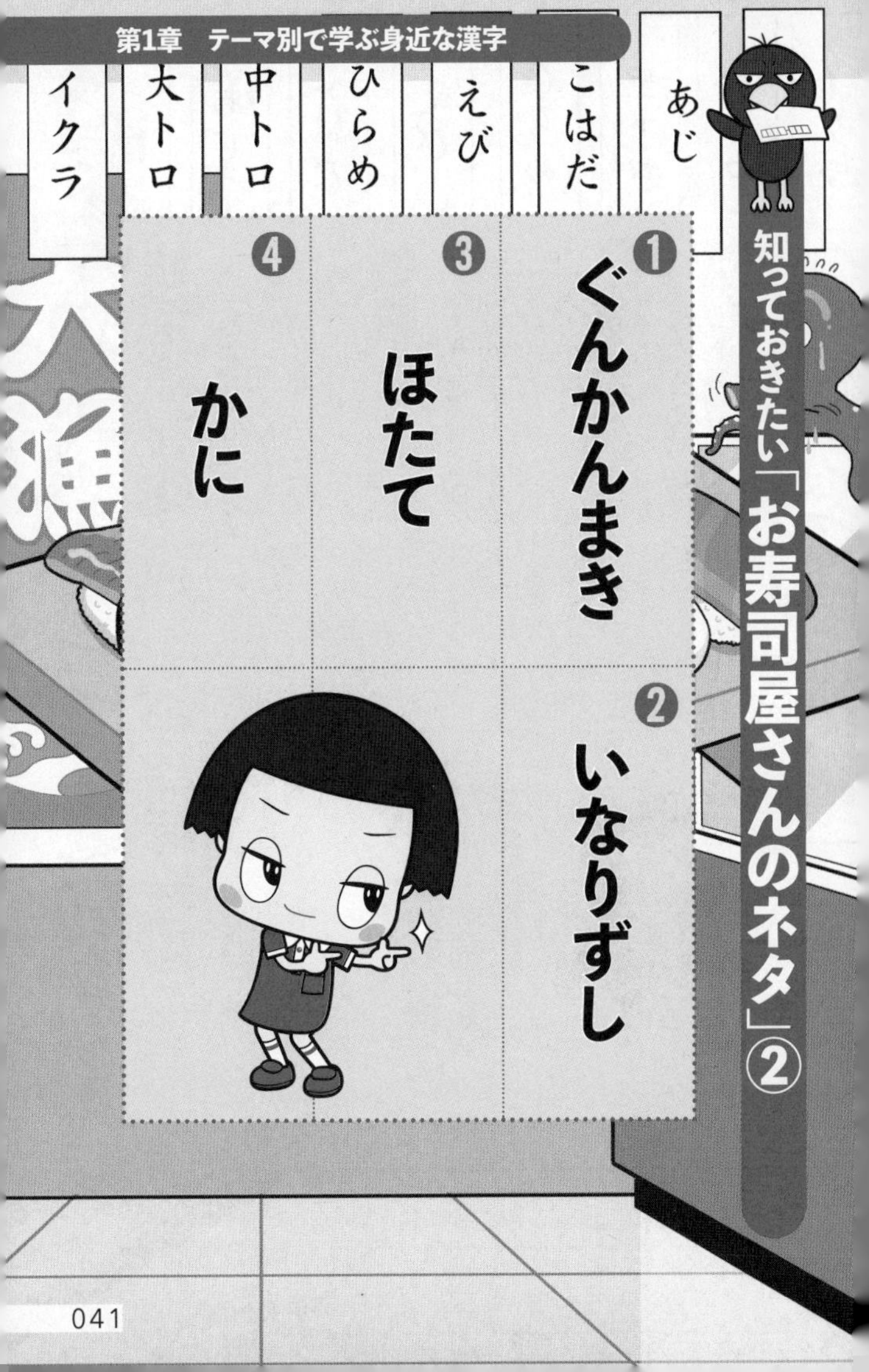

❶ ぐんかんまき

❷ いなりずし

❸ ほたて

❹ かに

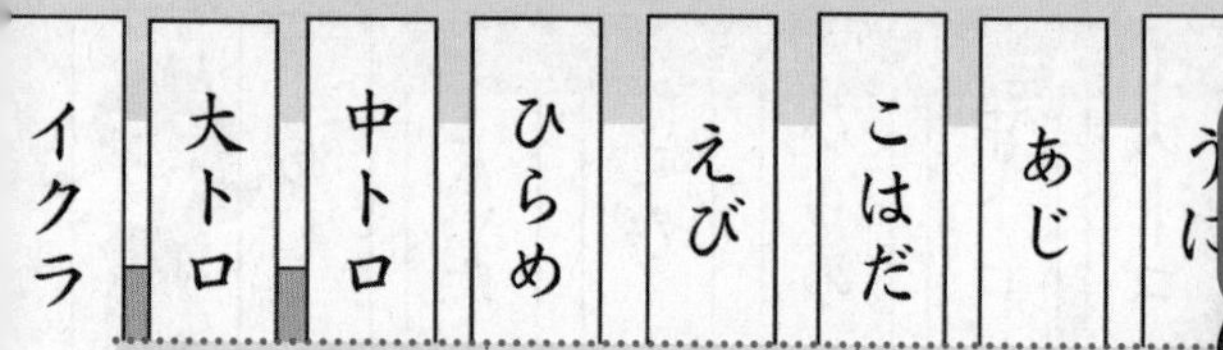

解答

❶ 軍艦巻き

酢飯を海苔で包み具材をのせた、見た目が軍艦に似ている寿司

❷ 稲荷寿司

味つけした油揚げに酢飯を詰めたもの

❸ 帆立

大きな貝柱が美味と人気の二枚貝。殻の隙間から水を噴射して動く

❹ 蟹

海や清流にすむ甲殻類。大きなハサミで餌を捕食する

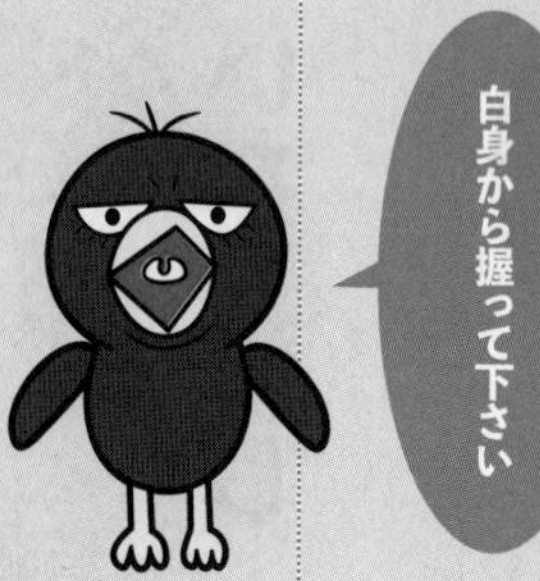

知っておきたい「お寿司屋さんのネタ」③

❶ あじ

❷ かつお

❸ さんま

❹ いか

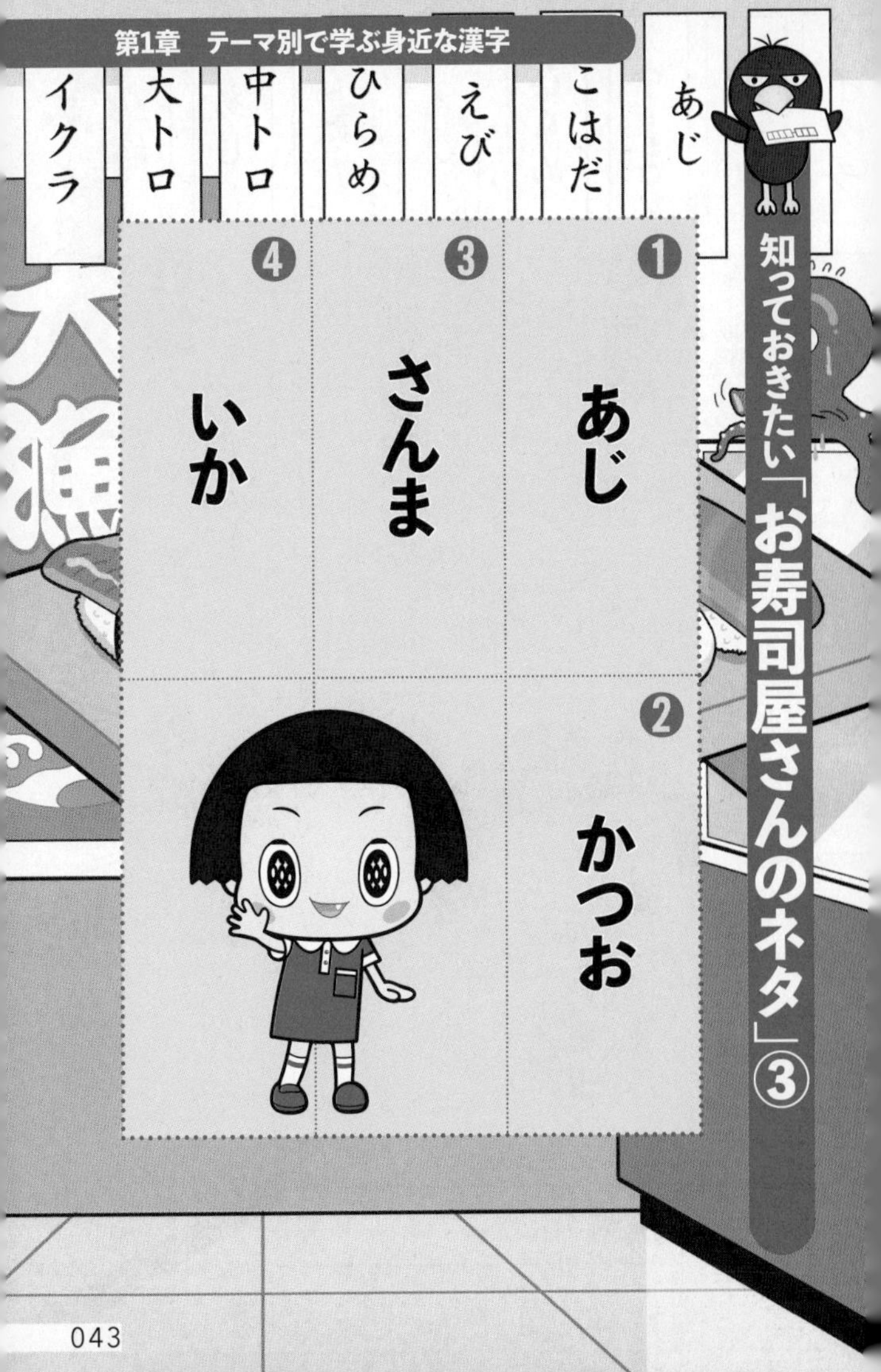

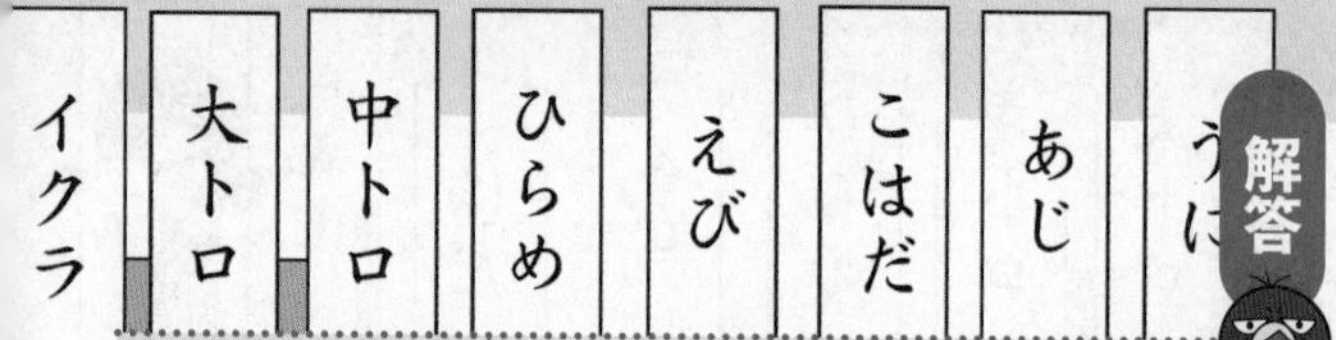

解答

❶ 鯵

夏から秋が旬の海魚。字の由来は「美味しさに参るから」(諸説あり)

❷ 鰹

刺身やたたきなどにして食べられる海魚。「松魚」や「堅魚」とも

❸ 秋刀魚

全長40センチほどの魚。秋の代表的な魚で、刀に似た姿をしている

❹ 烏賊

足が10本ある海の軟体動物。足のことは「下足(げそ)」と呼ぶ

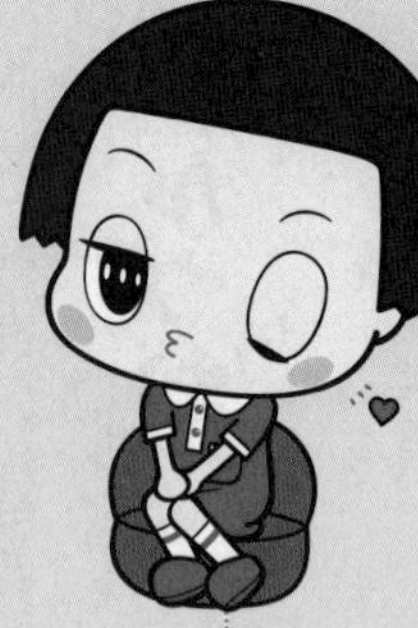

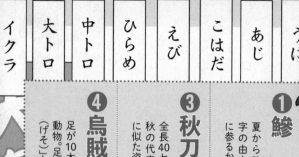

知っておきたい「お寿司屋さんのネタ」④

❶ かんぴょう

❷ あわび

❸ ぶり

❹ ひらめ

❺ ふな

❻ まぐろ

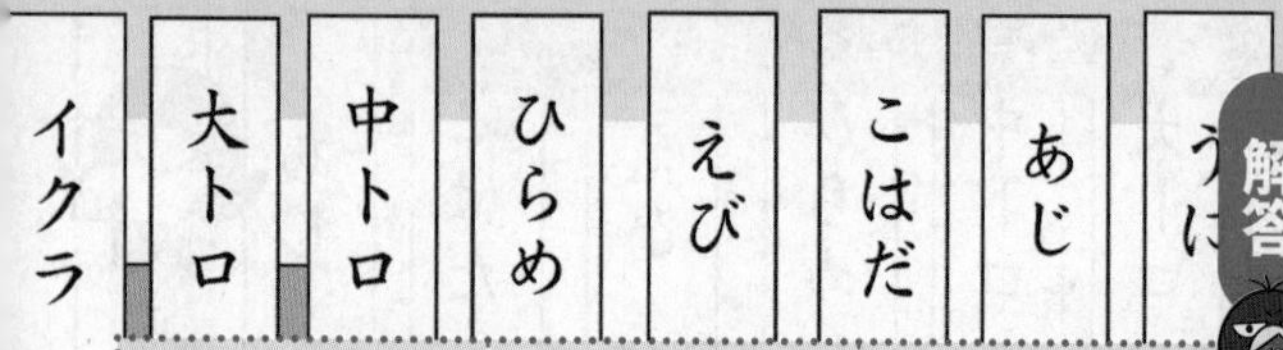
うに
あじ
こはだ
えび
ひらめ
中トロ
大トロ
イクラ

解答

❶ 干瓢

ユウガオの果肉を薄く細長くむいて、干した食べ物

❷ 鮑

コリコリとした食感の高級食材。「鰒」「蚫」という書き方もある

❸ 鰤

成長段階によって名前が変わることから「出世魚」と呼ばれる魚

❹ 鮃

名前の通り、平べったい姿をした魚。通常、体の左側に両目がある

❺ 鮒

釣魚として親しまれる淡水魚。「鮒寿司」は滋賀県の郷土料理

❻ 鮪

大型の回遊魚。「しび」とも。「トロ」は脂がのった鮪の腹部のこと

2019年4月5日放送

漢字クイズ

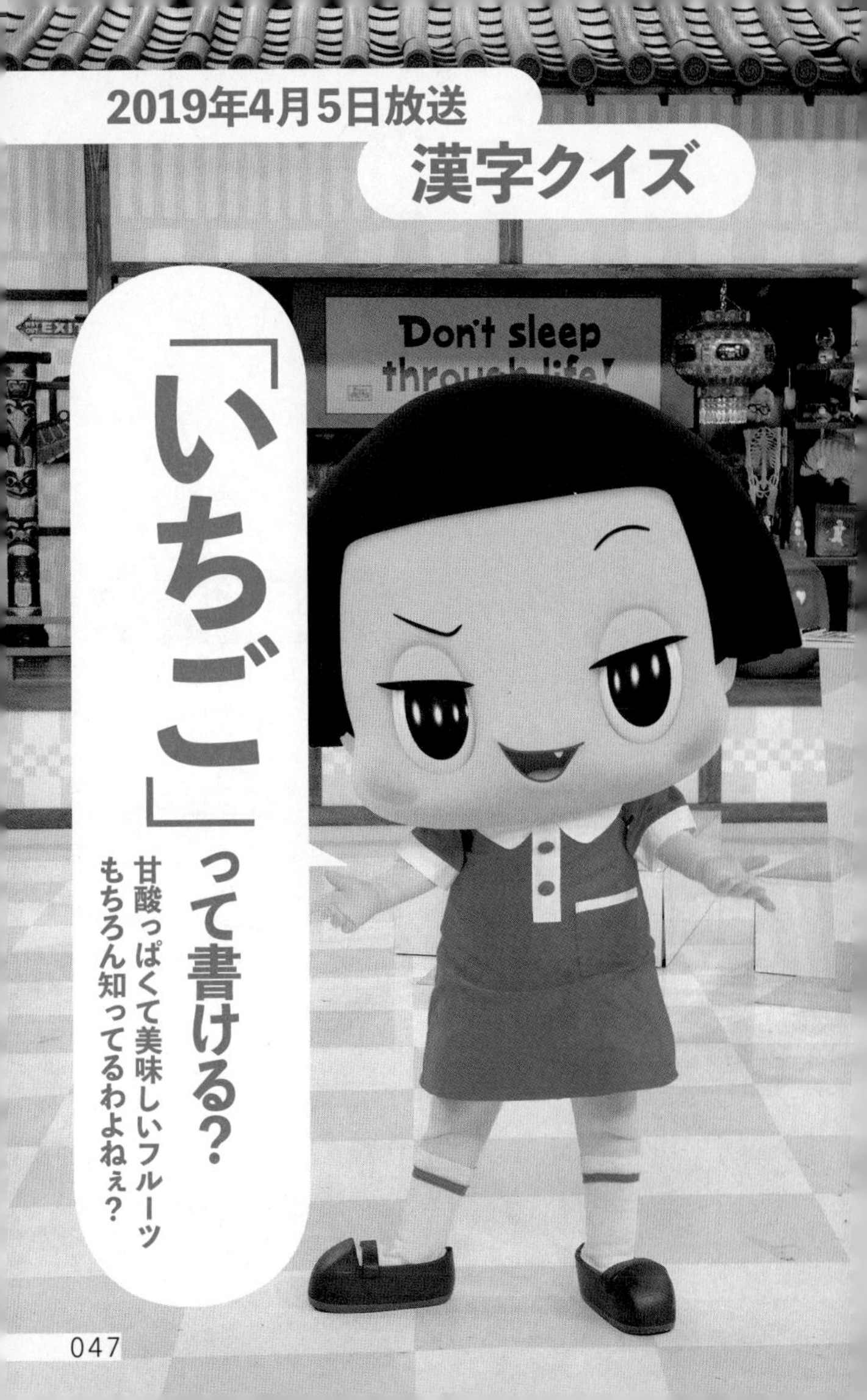

「いちご」って書ける?

甘酸っぱくて美味しいフルーツ
もちろん知ってるわよねぇ?

正解

苺

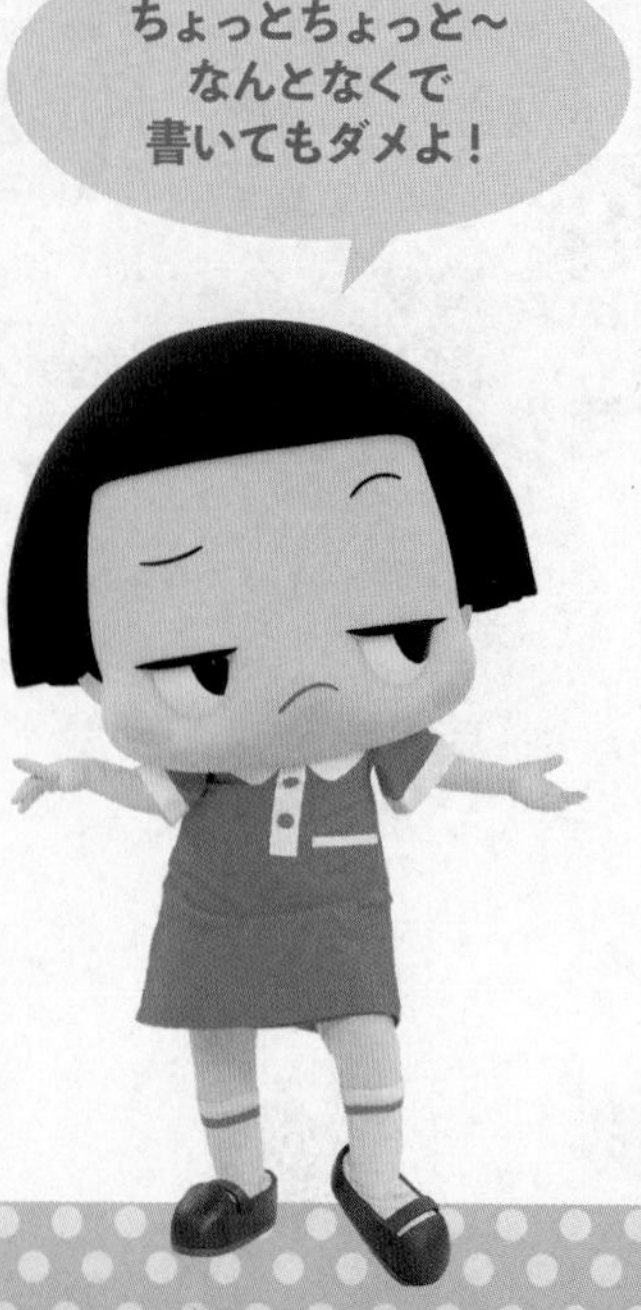
ちょっとちょっと～
なんとなくで
書いてもダメよ！

誤答例

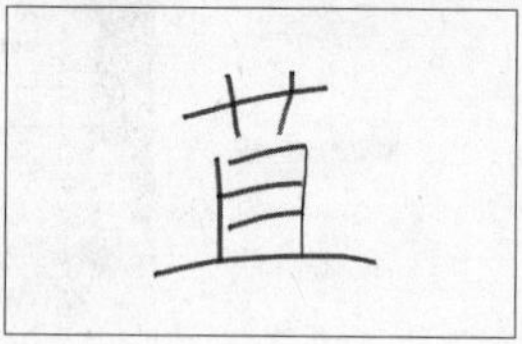

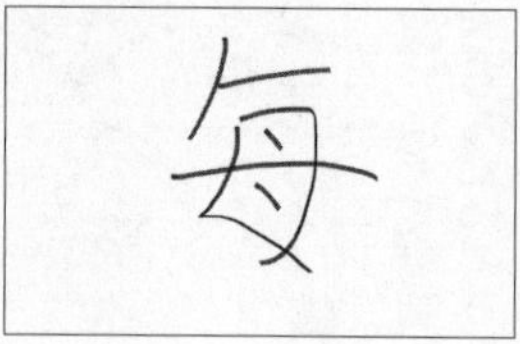

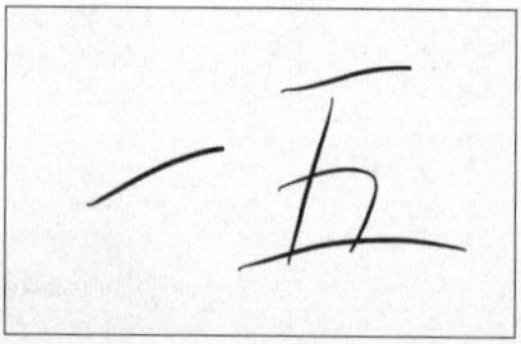

植物園で見かける「植物の名前」①

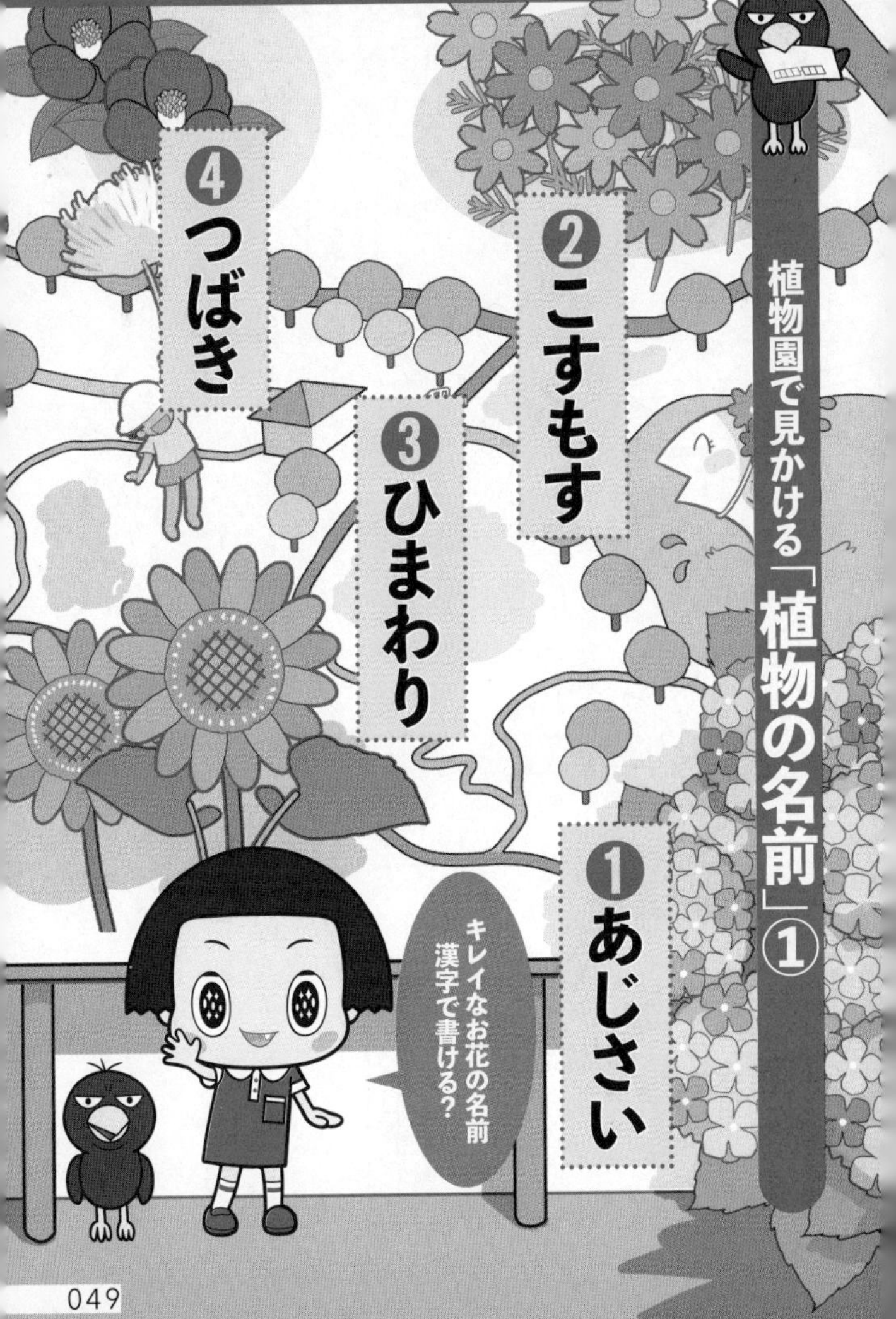

❶ あじさい

❷ こすもす

❸ ひまわり

❹ つばき

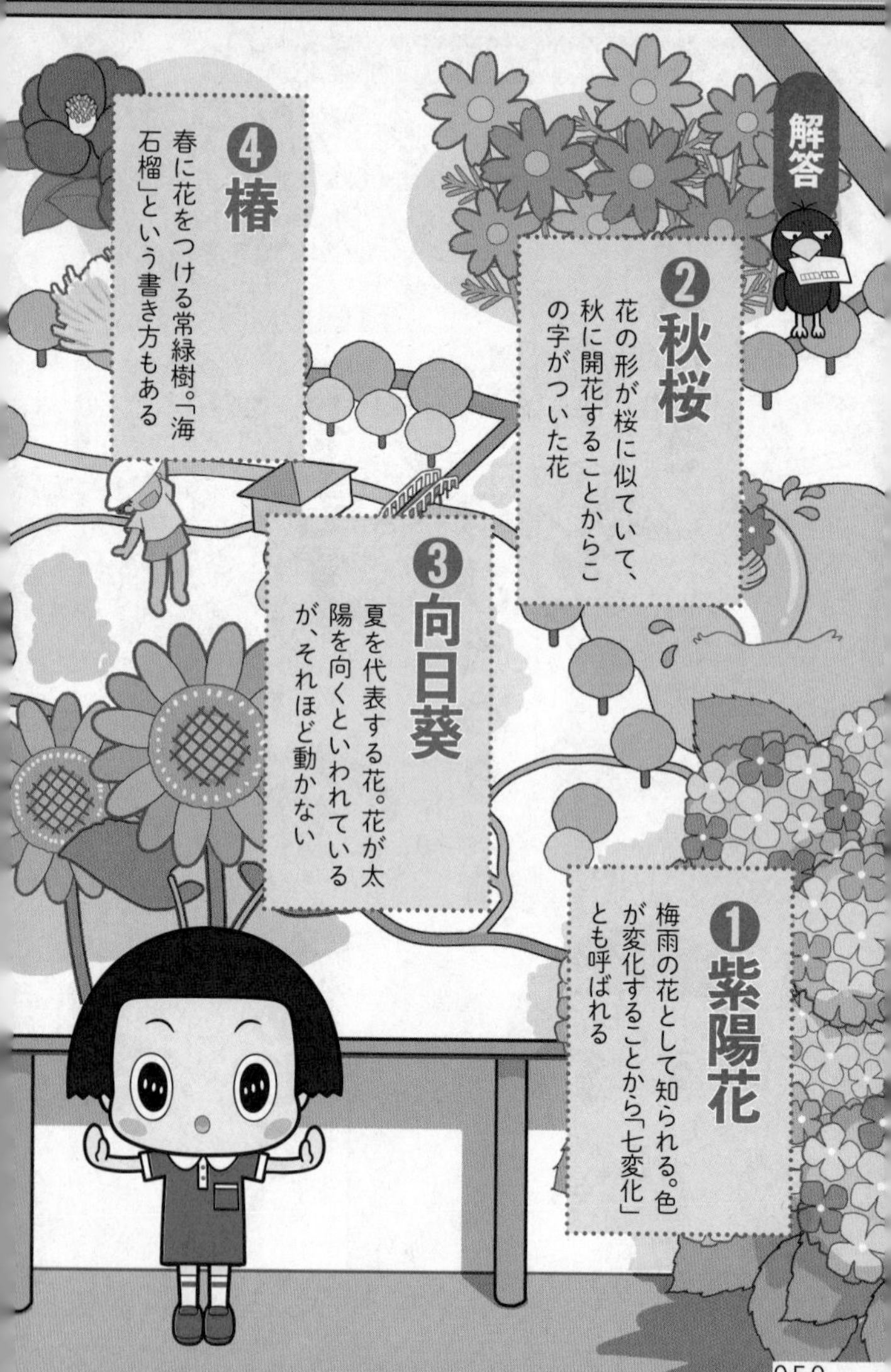

解答

❶ 紫陽花

梅雨の花として知られる。色が変化することから「七変化」とも呼ばれる

❷ 秋桜

花の形が桜に似ていて、秋に開花することからこの字がついた花

❸ 向日葵

夏を代表する花。花が太陽を向くといわれているが、それほど動かない

❹ 椿

春に花をつける常緑樹。「海石榴」という書き方もある

植物園で見かける「植物の名前」②

① 蒲公英

② 土筆

③ 百日紅

④ 車前草

解答

❶たんぽぽ

春に黄色の花を咲かせる多年草。中国の漢字表記が定着した

❷つくし

春先に土から生えてくる植物。筆の形をしていることが字の由来

❸さるすべり

「猿滑」とも書く。字の由来は長く花を咲かせることから

❹おおばこ

車が通るような道端に咲く野草。「大葉子」とも書く

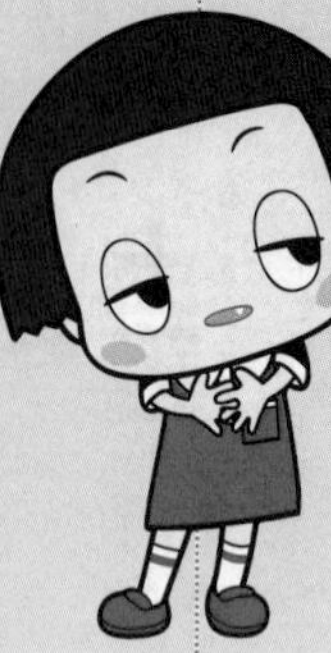

植物園で見かける「植物の名前」③

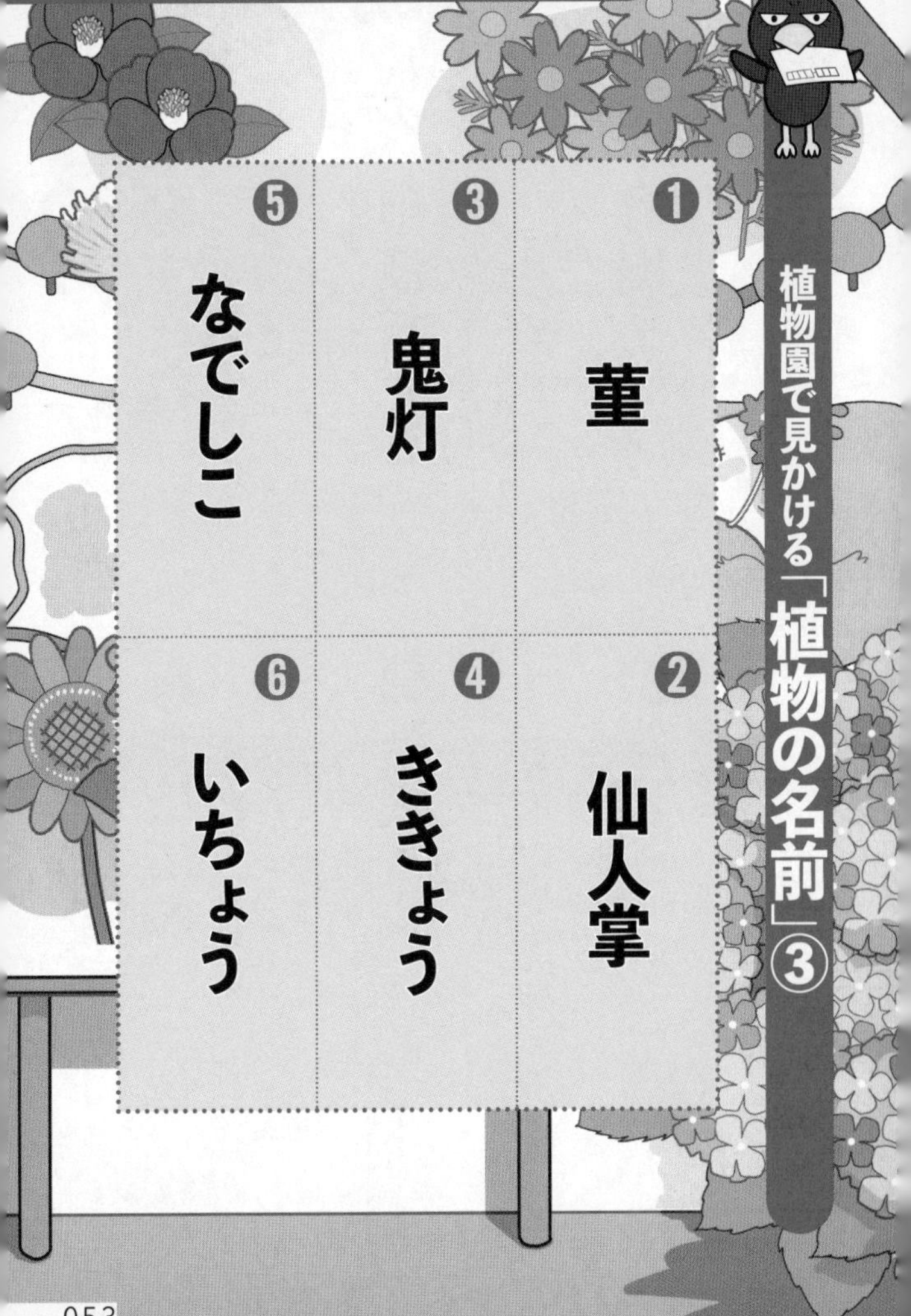

① 菫

② 仙人掌

③ 鬼灯

④ ききょう

⑤ なでしこ

⑥ いちょう

解答

①すみれ

春、ラッパ形で深紫色の花を咲かせる多年草

②さぼてん

葉の変形したトゲがある植物。「覇王樹」という書き方もある

③ほおずき

鬼がもつ提灯のような、赤い袋状の果実をつける。「酸漿」とも

④桔梗

青紫色の花をつける多年草。字は漢名由来で、根が硬いことから

⑤撫子

「瞿麦」とも。秋の七草の一つで、8〜9月に薄紅色の花をつける

⑥銀杏

「公孫樹」や「鴨脚樹」とも書く。種は同じ字で「ぎんなん」と読む

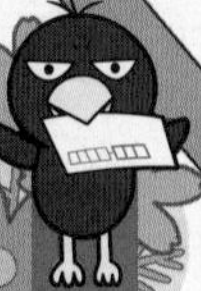

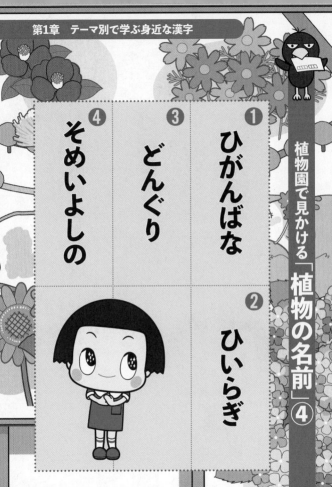

植物園で見かける「植物の名前」④

① ひがんばな

② ひいらぎ

③ どんぐり

④ そめいよしの

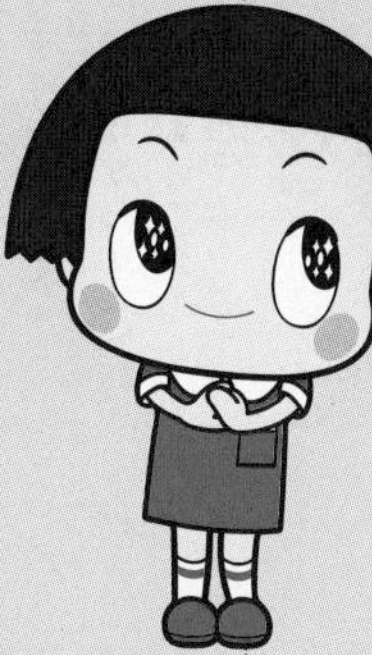

解答

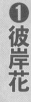

❶ 彼岸花

秋の彼岸（9月下旬）に咲くことから名がついた花。別名「曼珠沙華」

❷ 柊

秋から冬に開花する常緑小高木。トゲ状の葉が特徴

❸ 団栗

樫（かし）や椚（くぬぎ）などの果実の総称。硬い殻をもつ

❹ 染井吉野

日本の桜の代表種。江戸染井の植木屋が広めた吉野桜が由来

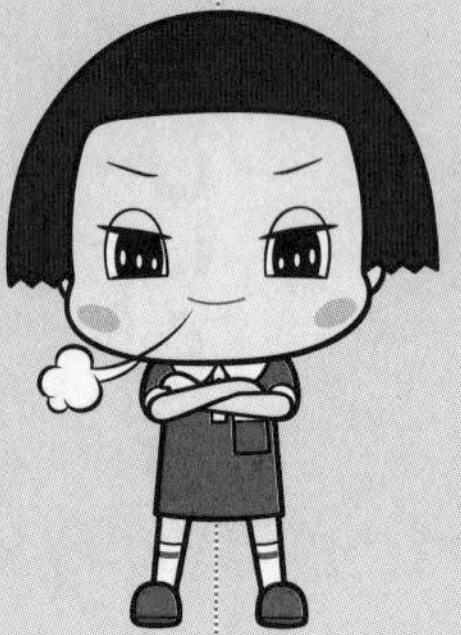

八百屋さんで見かける「野菜・果物の名前」①

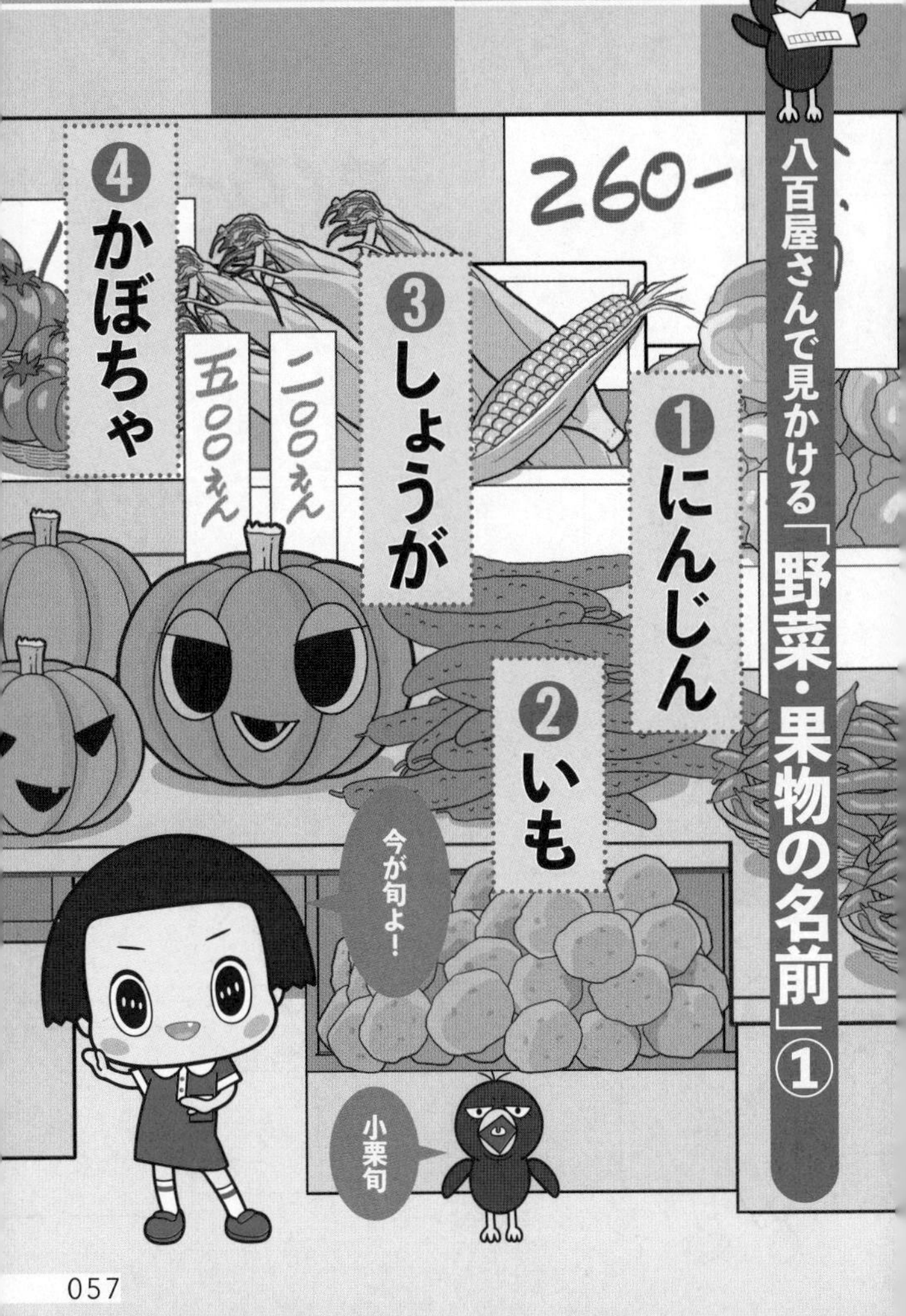

1. にんじん
2. いも
3. しょうが
4. かぼちゃ

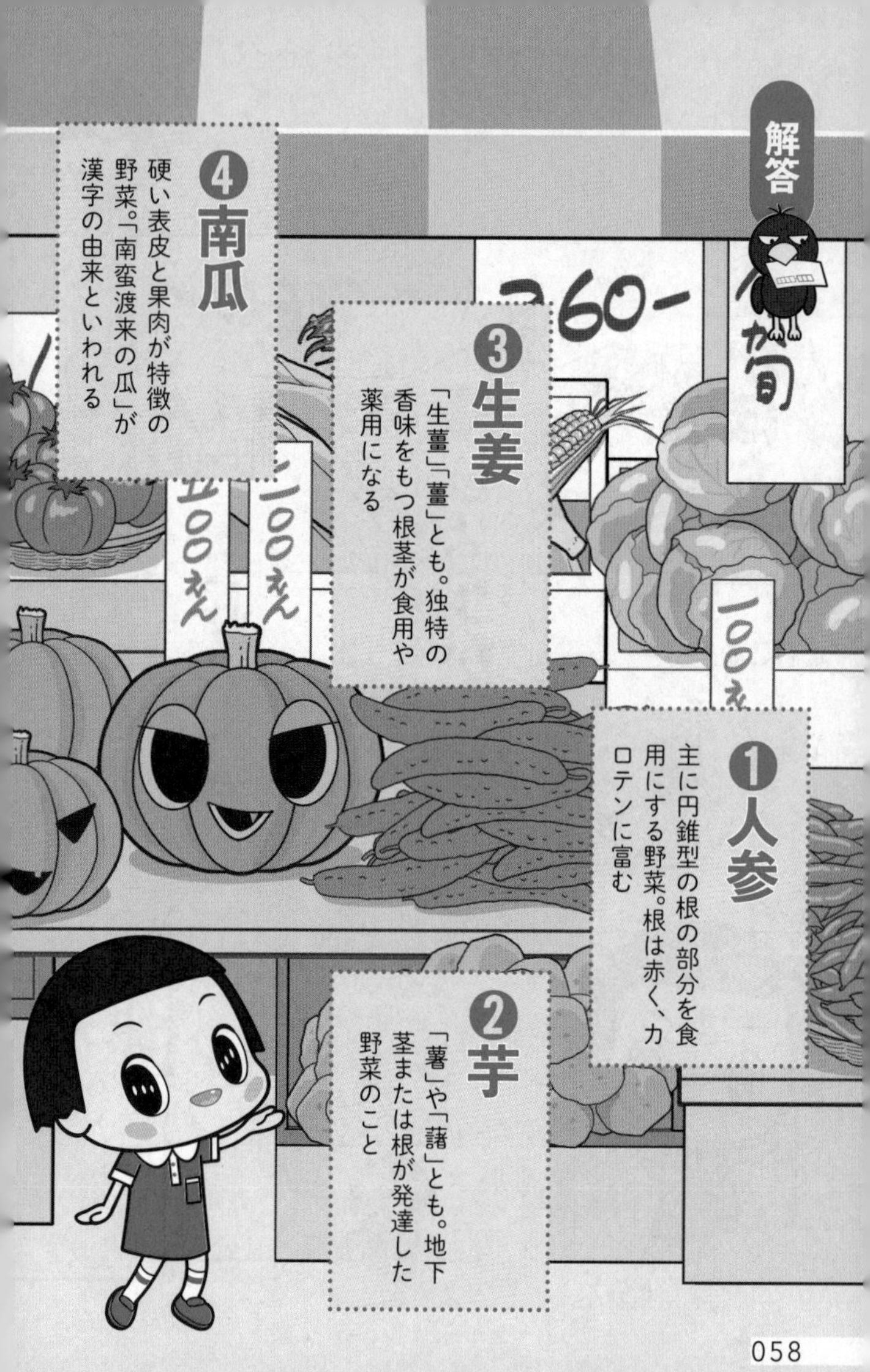

解答

❶人参

主に円錐型の根の部分を食用にする野菜。根は赤く、カロテンに富む

❷芋

「薯」や「藷」とも。地下茎または根が発達した野菜のこと

❸生姜

「生薑」「薑」とも。独特の香味をもつ根茎が食用や薬用になる

❹南瓜

硬い表皮と果肉が特徴の野菜。「南蛮渡来の瓜」が漢字の由来といわれる

八百屋さんで見かける「野菜・果物の名前」②

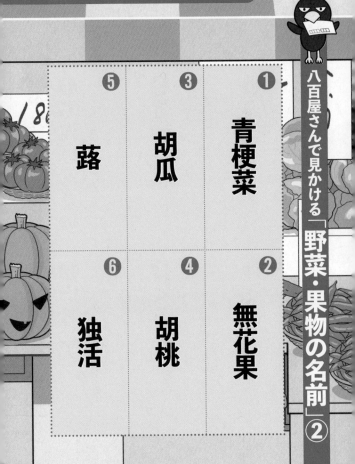

❶ 青梗菜

❷ 無花果

❸ 胡瓜

❹ 胡桃

❺ 蕗

❻ 独活

解答

① ちんげんさい

アブラナ科の中国野菜の一種で、炒め物などの料理に用いられる

② いちじく

花がないように見えることが漢字の由来だが、実の中に花が咲く

③ きゅうり

細長くトゲ状のいぼが生えた実をつける。「黄瓜」とも

④ くるみ

果実が硬い殻をもつ植物。胡瓜や胡桃の「胡」は中国を意味する

⑤ ふき

煮物や和え物などに使われる野菜。ふきのとうは蕗の花のこと

⑥ うど

独りで動くように見えるほど大きく育つ姿が漢字の由来といわれる

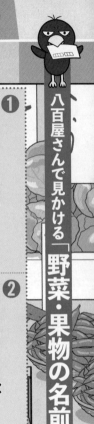

八百屋さんで見かける「野菜・果物の名前」③

❶ すいか

❷ たまねぎ

❸ みかん

❹ にんにく

❺ たけのこ

❻ ごぼう

解答

❶ 西瓜
夏に人気の果物。アフリカ原産で16世紀ごろ渡来したといわれる

❷ 玉葱
生で食べると辛味があり、加熱すると甘味が出てくる野菜

❸ 蜜柑
甘酸っぱい果実をつける木の総称。約９００種あるといわれる

❹ 大蒜
非常に強い臭いをもつ野菜。「おおびる」とも読む

❺ 筍
「竹の子」「笋」とも書く。竹の地下茎から出る若芽のこと

❻ 牛蒡
まっすぐで長い根が主に日本では食用とされる野菜

2019年12月27日放送

漢字クイズ

「おおみそか」って書ける？

毎年迎えてるんだから知ってて当然でしょ？

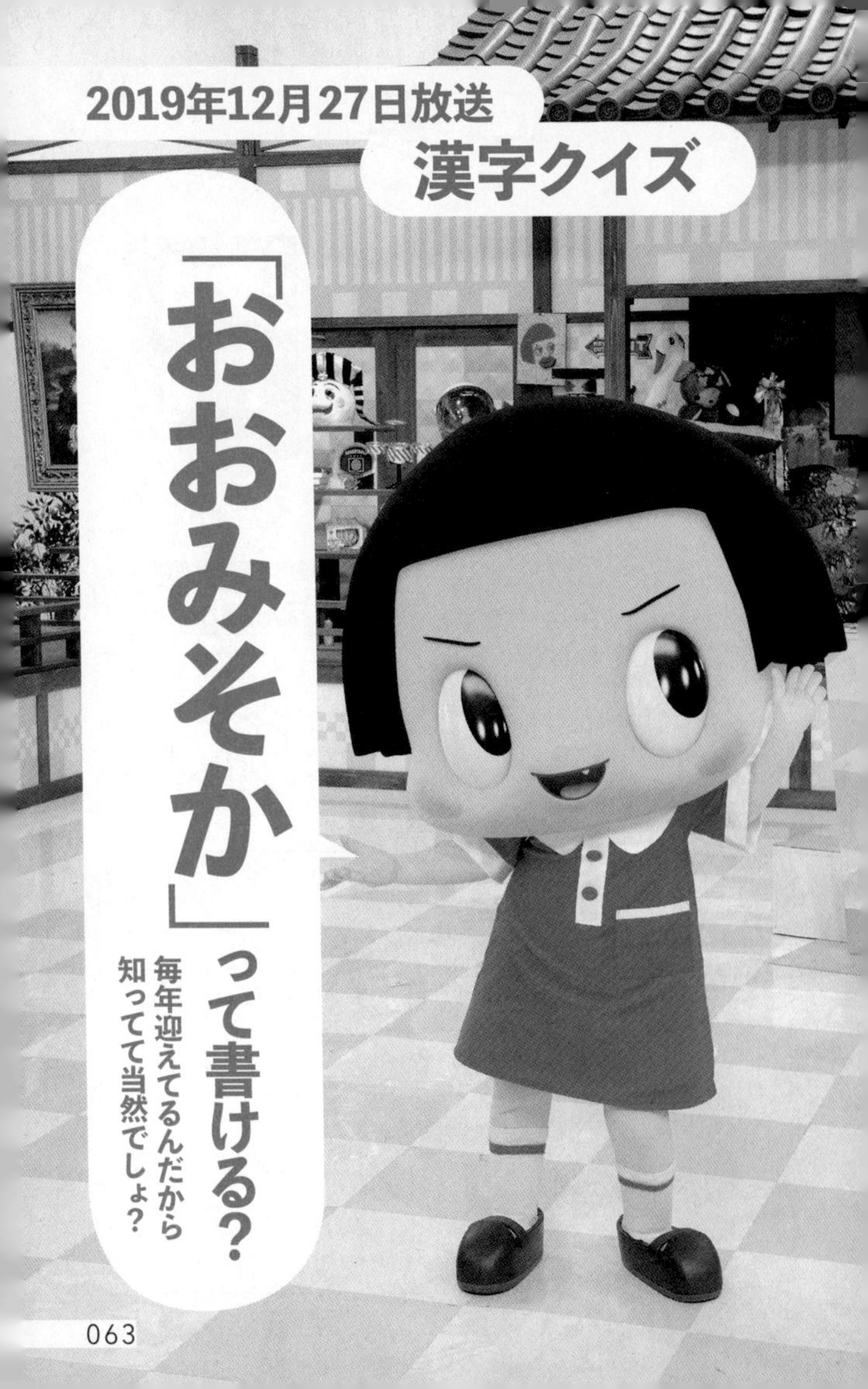

正解

大晦日

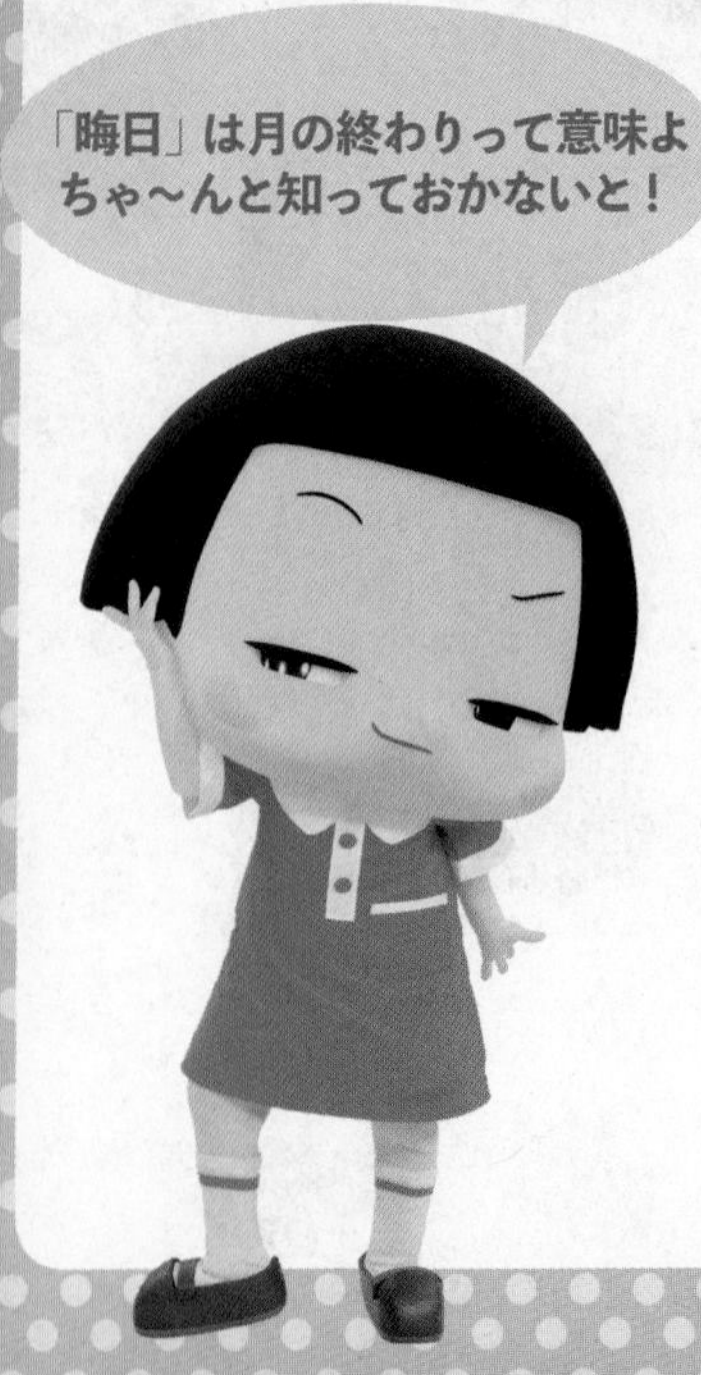
「晦日」は月の終わりって意味よ
ちゃ～んと知っておかないと！

誤答例

大味日

大晒日

大侮日

身につける「衣類にまつわる単語」①

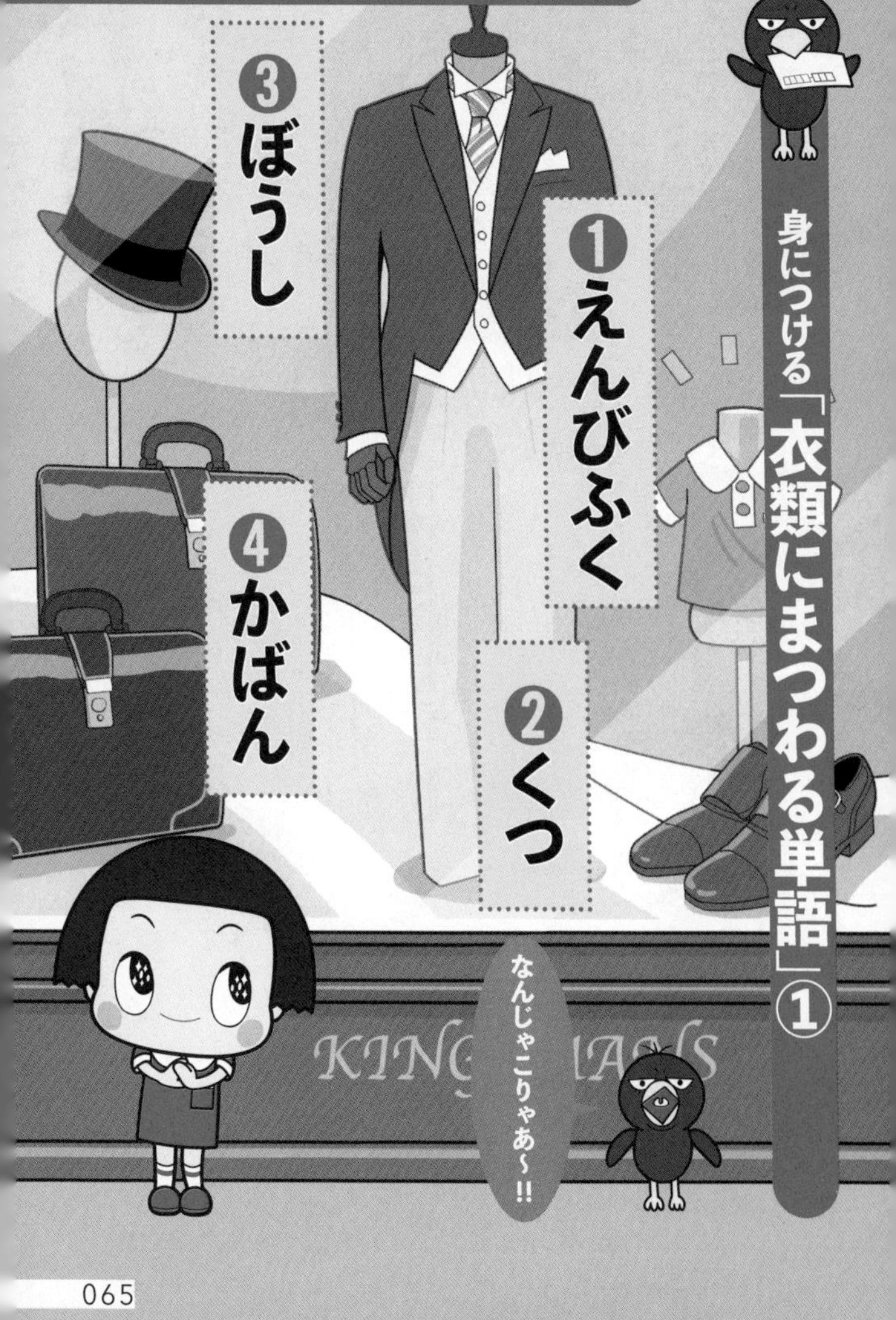
①えんびふく
②くつ
③ぼうし
④かばん
なんじゃこりゃあ～!!

解答

① 燕尾服

男性の礼服の一つで、上着の後ろが燕の尻尾のように分かれている

② 靴

足に履く道具。「沓」とも書く

③ 帽子

頭に被る装身具。物の上に被せるもの（「綿（わた）帽子」など）

④ 鞄

皮革などで作った、中に道具などを入れるための携帯用具

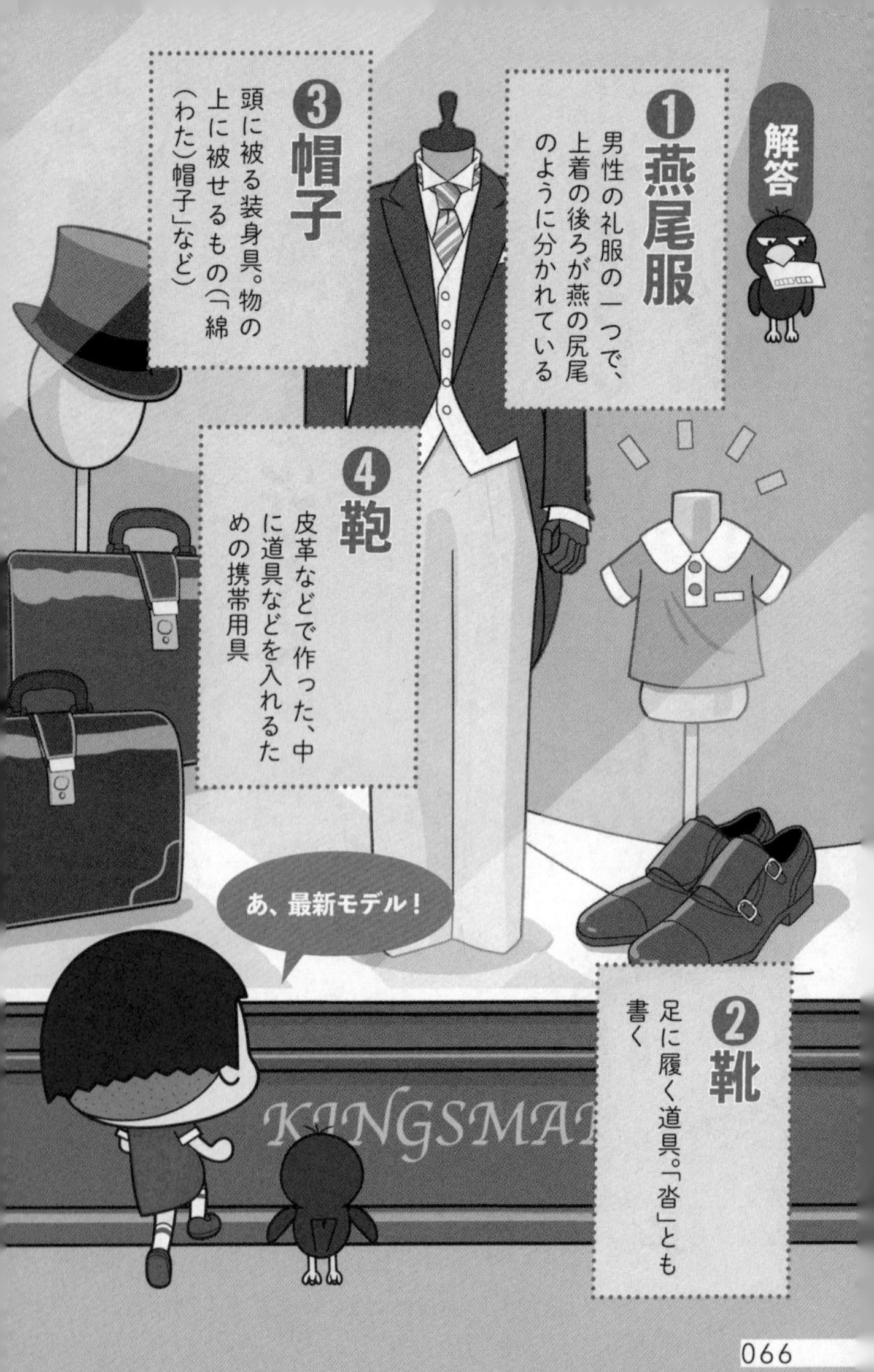

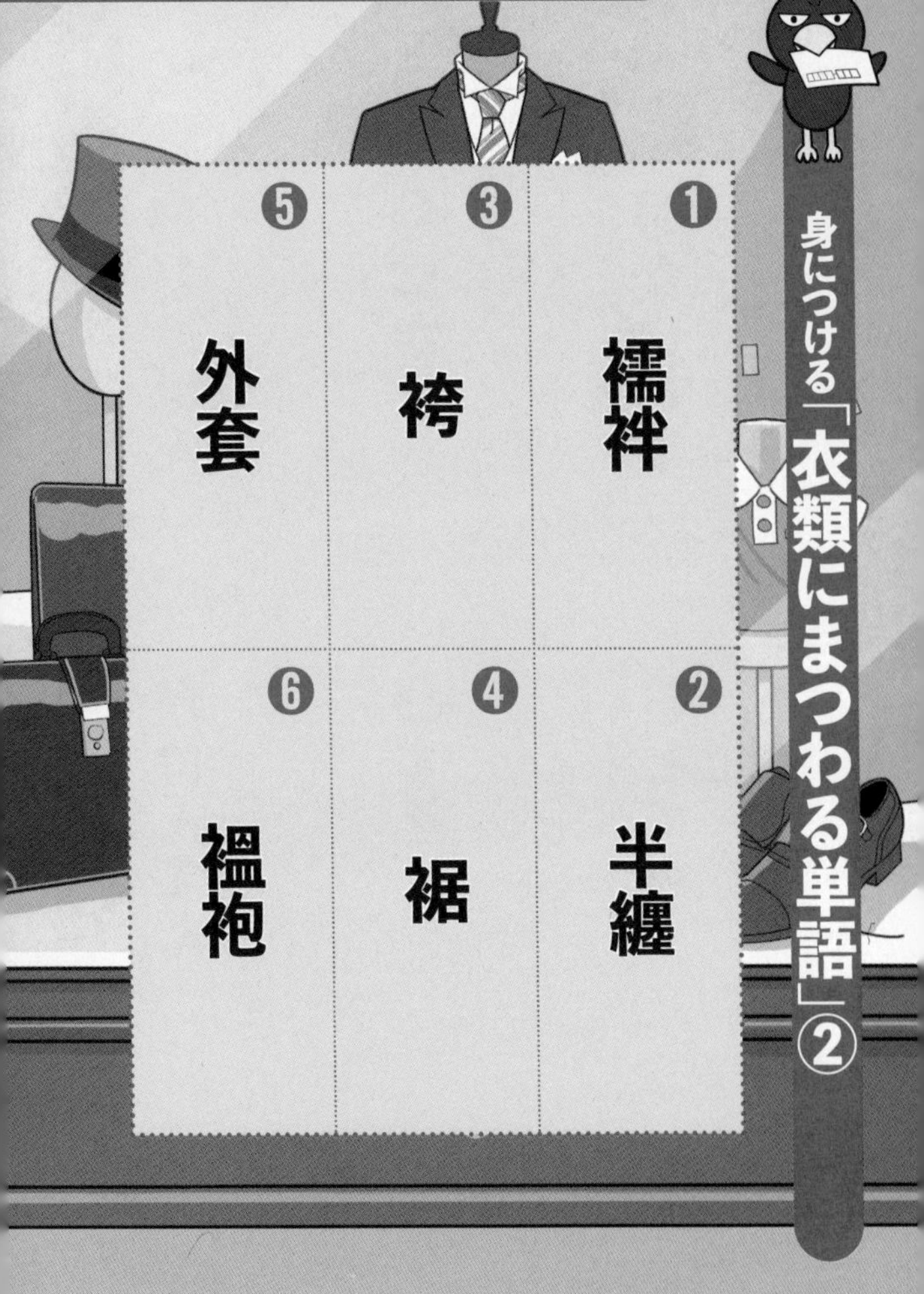

身につける「衣類にまつわる単語」②

① 襦袢

② 半纏

③ 袴

④ 裾

⑤ 外套

⑥ 褞袍

解答

❶ じゅばん

肌につけて着る短衣。「じばん」とも読む

❷ はんてん

羽織に似た丈の短い上着。えりの折り返しがなく、胸紐をつけない

❸ はかま

日本伝統の下半身用衣類。現在は羽織とともに礼服に用いる

❹ すそ

衣服の下の縁の部分。「山の裾」など物の端を指すこともある

❺ がいとう

防雨、防寒のため衣服の上に着る洋服。コートのこと

❻ どてら

綿を入れた、ゆったりとした広袖の着物。防寒、寝巻き用

身につける「衣類にまつわる単語」③

① ぞうり

② ゆかた

③ はっぴ

④ いっちょうら

⑤ えもんかけ

⑥ えり

解答

❶草履
底が平たく、鼻緒(はなお)のある履物

❷浴衣
今では夏に着ることが多い和装。元は入浴時・入浴後に着ていた

❸法被
祭りなどの際に着用する日本の伝統衣装。「半被」とも書く

❹一張羅
もっている服で一番上等なもの。代えのないただ一枚の晴れ着

❺衣紋掛け
和服を掛けて吊るす、短い棒。「衣紋」は着物の襟元のこと

❻襟
「衿」とも書く。衣服のうち、首の周りの部分

「季節・気候に関する言葉」①

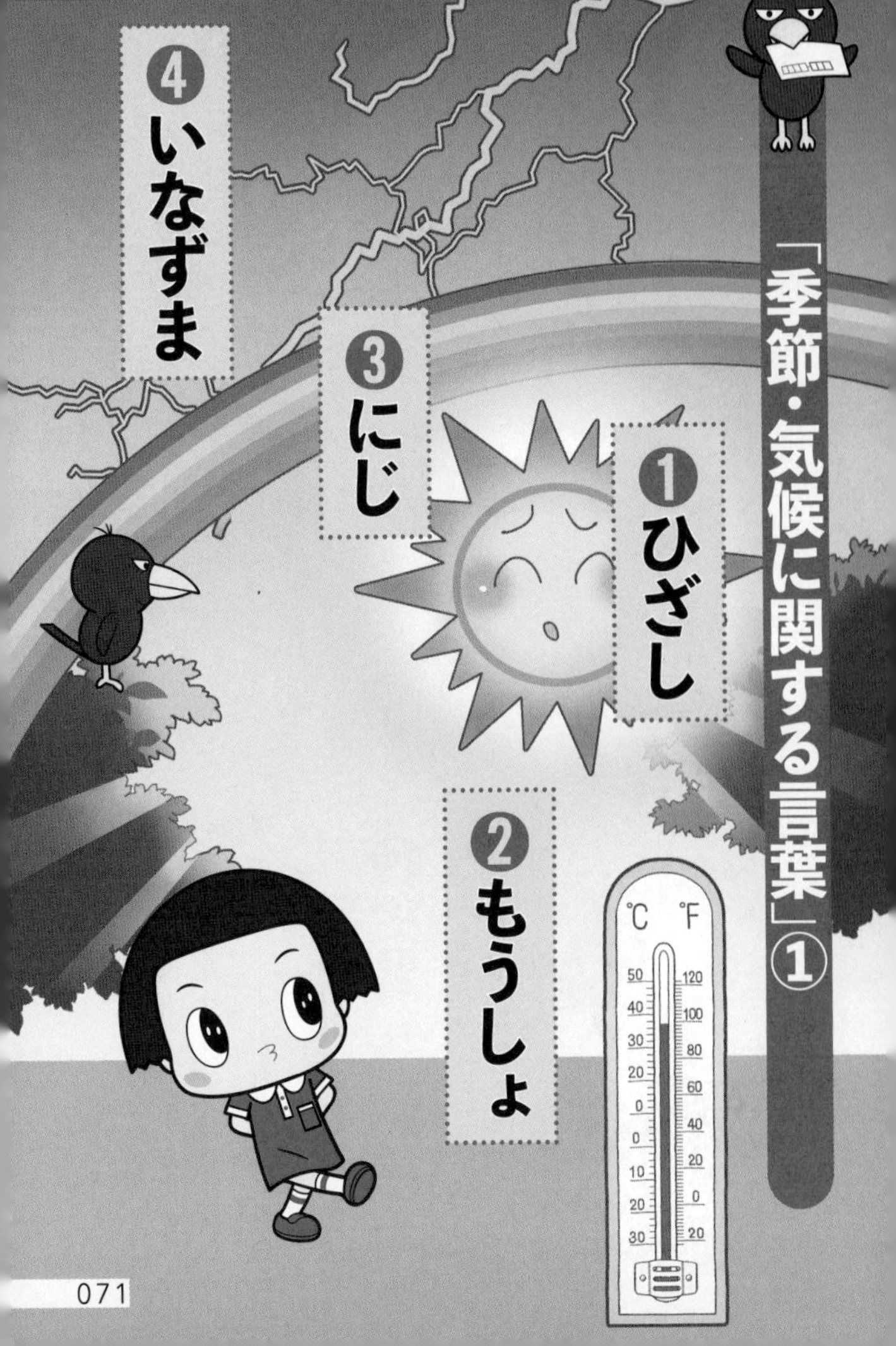

❶ ひざし

❷ もうしょ

❸ にじ

❹ いなずま

解答

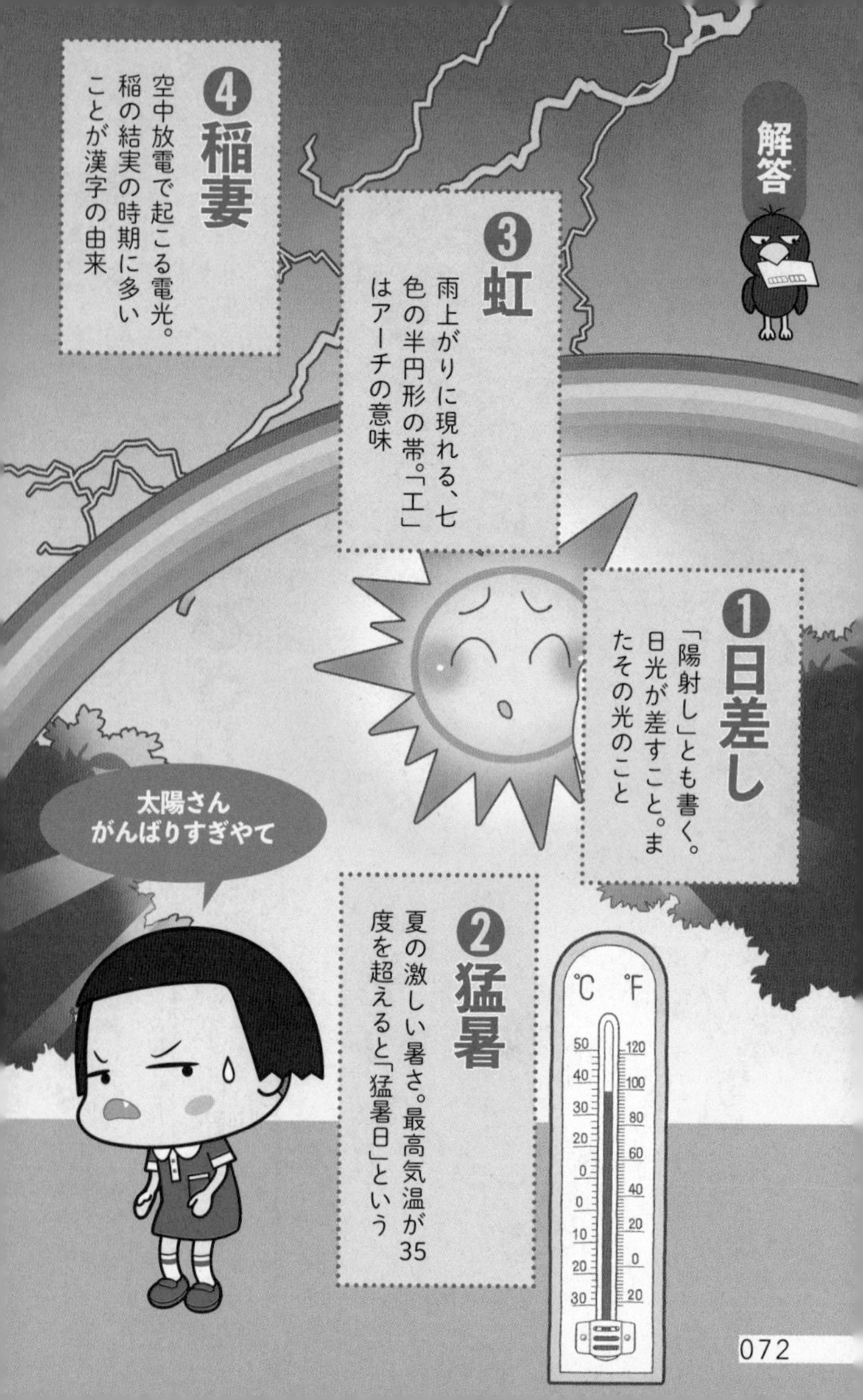

❶ 日差し
「陽射し」とも書く。日光が差すこと。またその光のこと

❷ 猛暑
夏の激しい暑さ。最高気温が35度を超えると「猛暑日」という

❸ 虹
雨上がりに現れる、七色の半円形の帯。「工」はアーチの意味

❹ 稲妻
空中放電で起こる電光。稲の結実の時期に多いことが漢字の由来

「季節・気候に関する言葉」②

① 雹

② 霾

③ 霙

④ 俄雨

⑤ 颪

⑥ 霹靂

解答

❶ ひょう

積乱雲から降ってくる氷塊。豆粒大から卵大までサイズはさまざま

❷ もや

大気中に細かく立ち込めた水滴のこと

❸ みぞれ

空中で溶けかけた雪が、半ば雨のような状態で降るもの

❹ にわかあめ

急に降り、すぐやむ雨のこと。「俄」は急な変化を意味する

❺ おろし

山から吹き下ろす強い風。「六甲颪」は六甲山地からの風のこと

❻ へきれき

急に鳴り出す雷のこと。「青天の霹靂」は突発的な大事件のこと

「季節・気候に関する言葉」③

① あられ

② かげろう

③ きり

④ つゆ

⑤ しずく

⑥ しんきろう

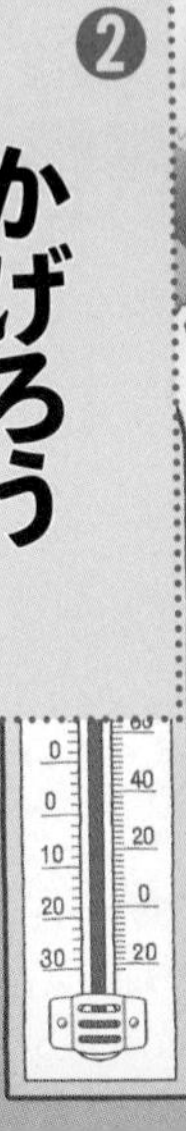

解答

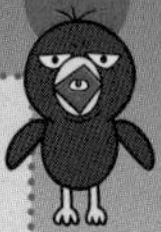

①霰

水蒸気が空中で急に凍り、降ってくる白い小さな粒

②陽炎

春の暖かい日に、地面の近くで炎のように空気が揺らぐ現象

③霧

地上近くで凝結した水蒸気が、煙のように地上を覆う現象

④梅雨

主に、6月ごろから降り続く長雨。また、その雨期。「ばいう」とも

⑤雫

「滴」とも。水や液体の滴り落ちる粒のこと

⑥蜃気楼

温度差で生じる、地上の物体が浮かんで見えたりする現象

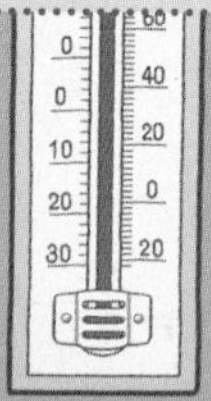

2020年2月7日放送

漢字クイズ

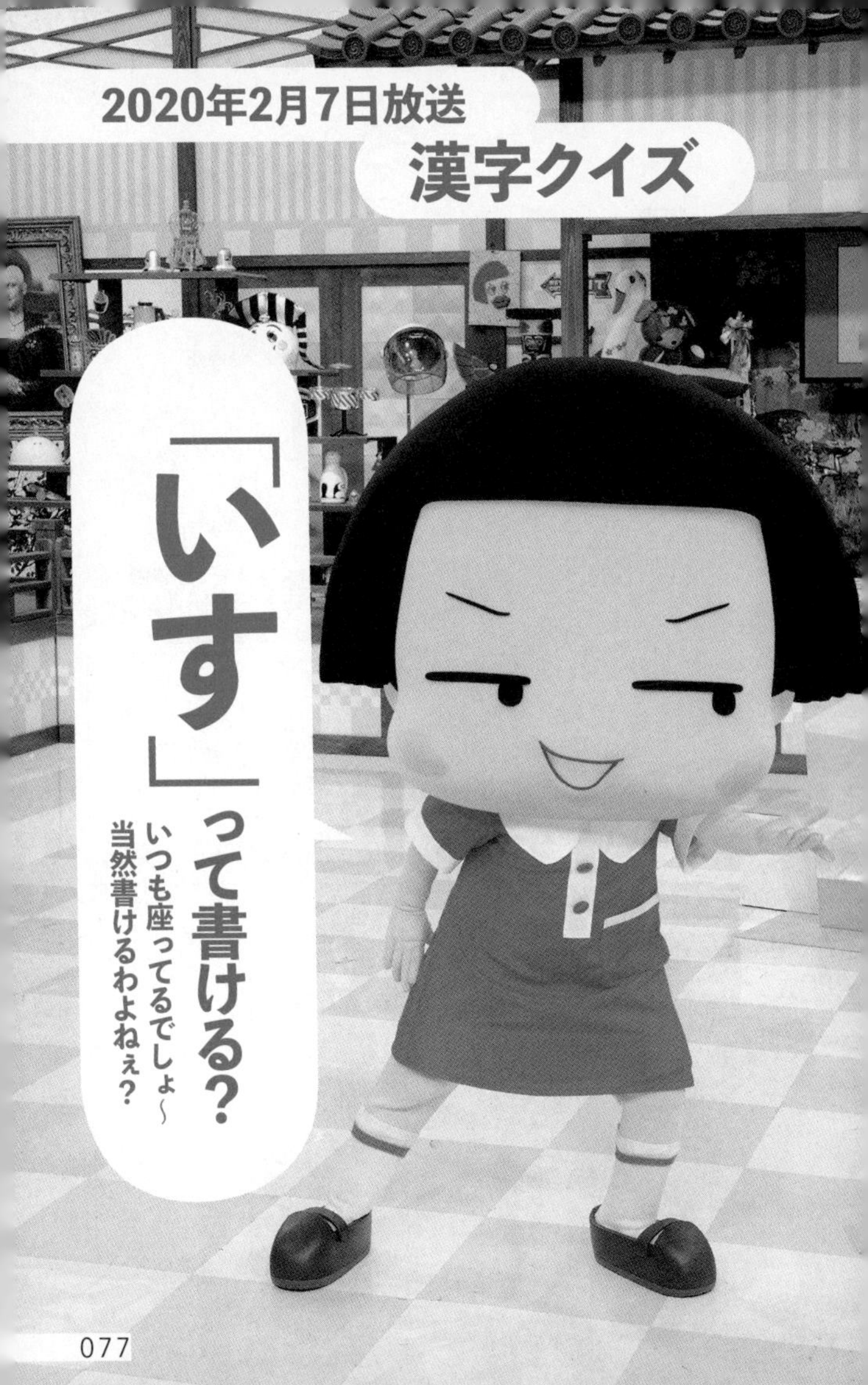
「いす」って書ける?
いつも座ってるでしょ～
当然書けるわよねぇ?

正解

椅子

誤答例

橋子

相子

倚子

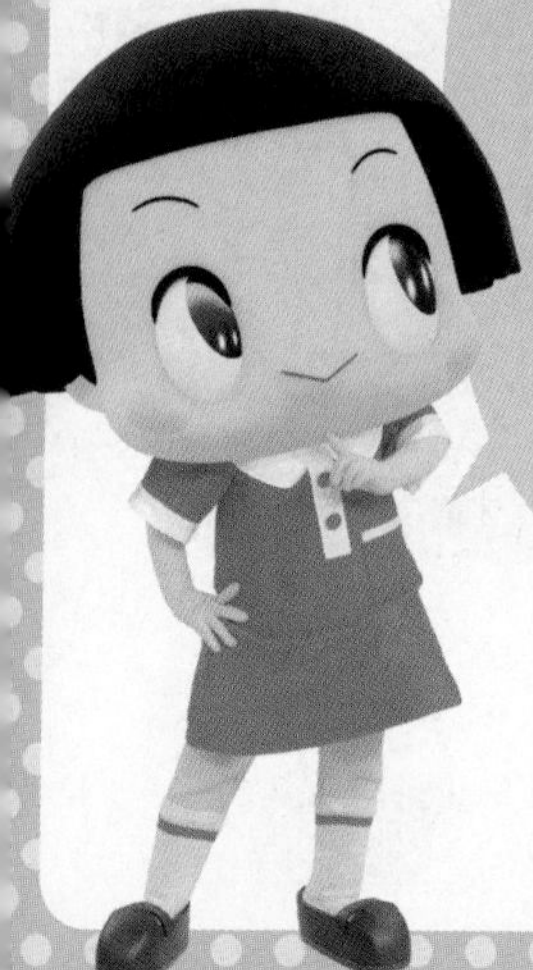
身近にあるものだけど
漢字で書く機会はないのかも

生活の中の「家に関する言葉」①

❶ ふとん

❷ まくら

❸ かびん

❹ きゅうす

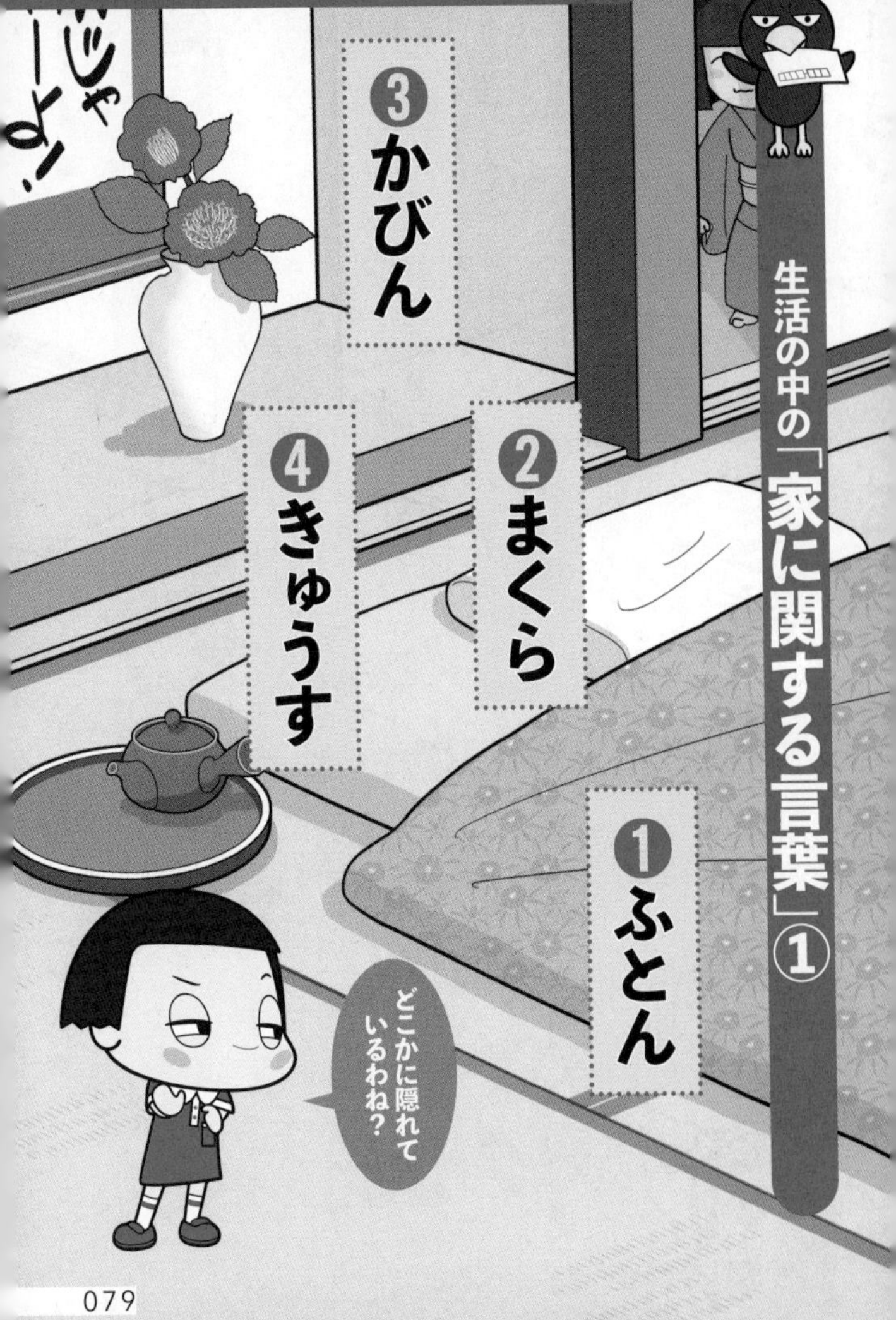

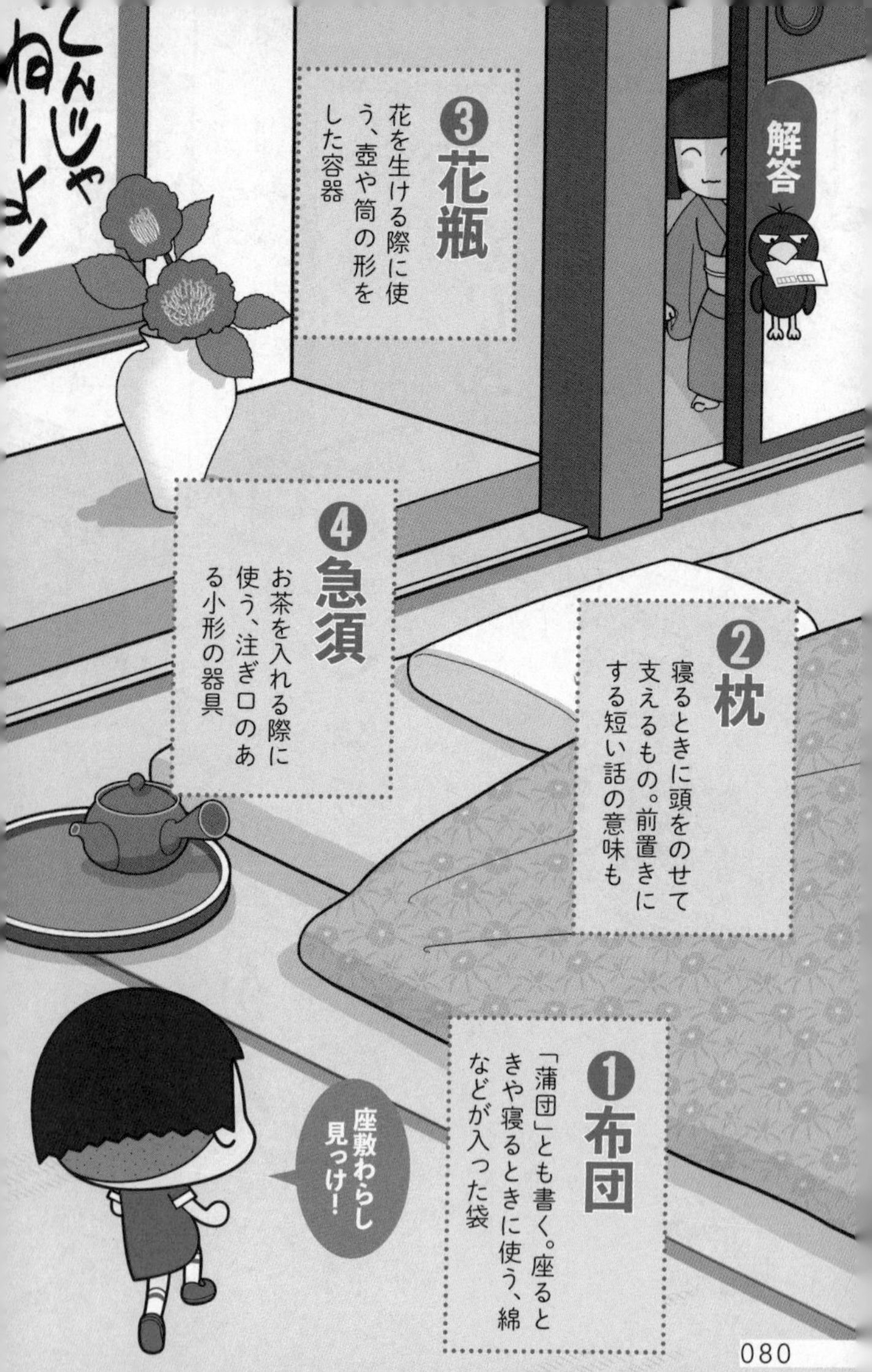

解答
①布団
「蒲団」とも書く。座るときや寝るときに使う、綿などが入った袋
②枕
寝るときに頭をのせて支えるもの。前置きにする短い話の意味も
③花瓶
花を生ける際に使う、壺や筒の形をした容器
④急須
お茶を入れる際に使う、注ぎ口のある小形の器具
座敷わらし見つけ!
くんじゃねーよ!

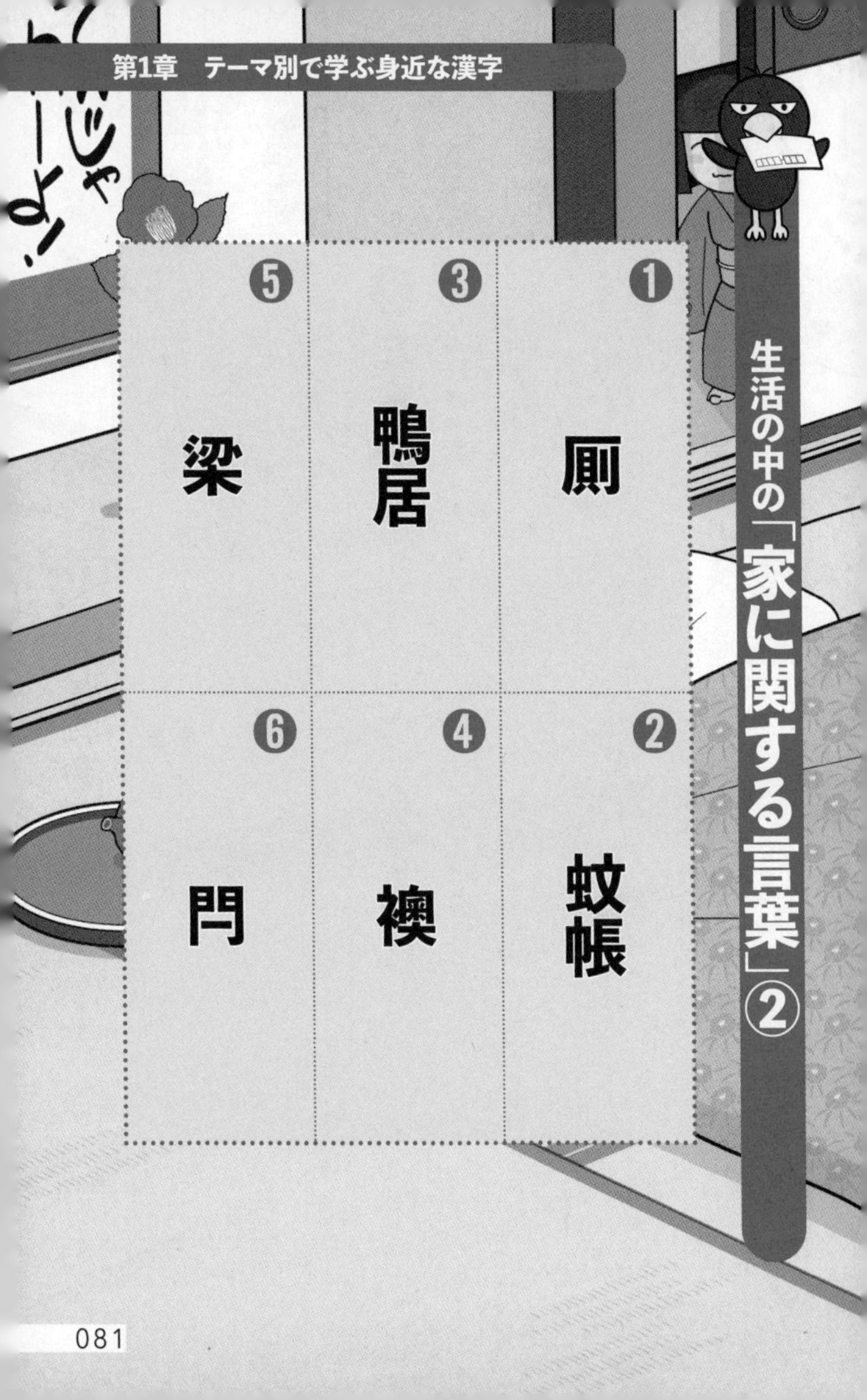

生活の中の「家に関する言葉」②

①　厠

②　蚊帳

③　鴨居

④　襖

⑤　梁

⑥　閂

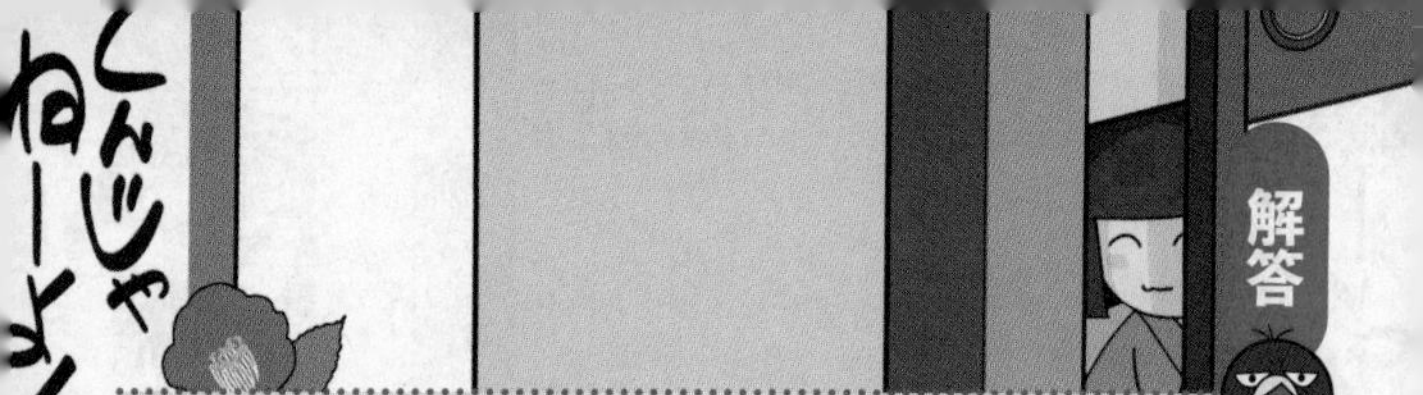

解答

❶かわや

トイレ。川の上に作られたから、家のそばにあるからなど諸説ある

❷かや

夏に蚊を防ぐために寝床を覆うもの。「蚊屋」とも

❸かもい

戸や障子などをはめ込む溝がある、上の横木。下は「敷居」

❹ふすま

木の骨組みに、両面から紙や布を張った部屋の仕切り

❺はり

屋根の重みを支えるため、柱の上に直角に渡す横木

❻かんぬき

閉めた門を外から開けられないように、横に渡す棒

生活の中の「家に関する言葉」③

❶ すいはんき

❷ いろり

❸ たたみ

❹ けいこうとう

❺ まど

❻ ろうか

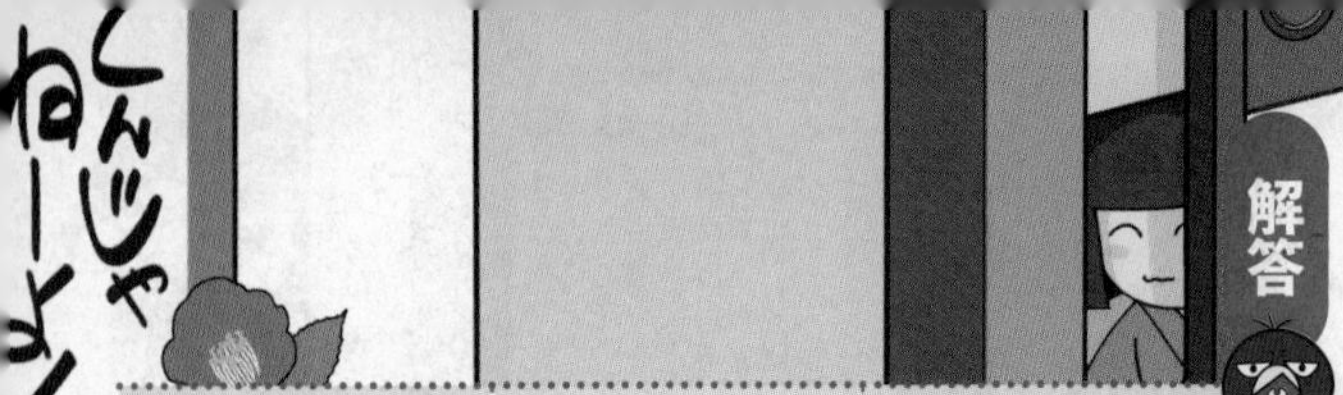

解答

❶炊飯器

ご「飯」を炊（た）く道具。炊飯機ではないので注意

❷囲炉裏

床を四角に切り抜き、暖房用または炊事用の火を燃やすところ

❸畳

わらを芯にして、い草のござで覆った和室の敷物

❹蛍光灯

ガラス管の内部に蛍光塗料を塗り、放電で発光させる電灯

❺窓

部屋の採光や風通しのため、壁や天井に開けた穴

❻廊下

建物の部屋と部屋、あるいは建物と建物をつなぐ細長い通路のこと

「乗り物・交通に関する言葉」①

❶ じゅうたい

❷ 月極

❸ ふみきり

❹ しんかんせん

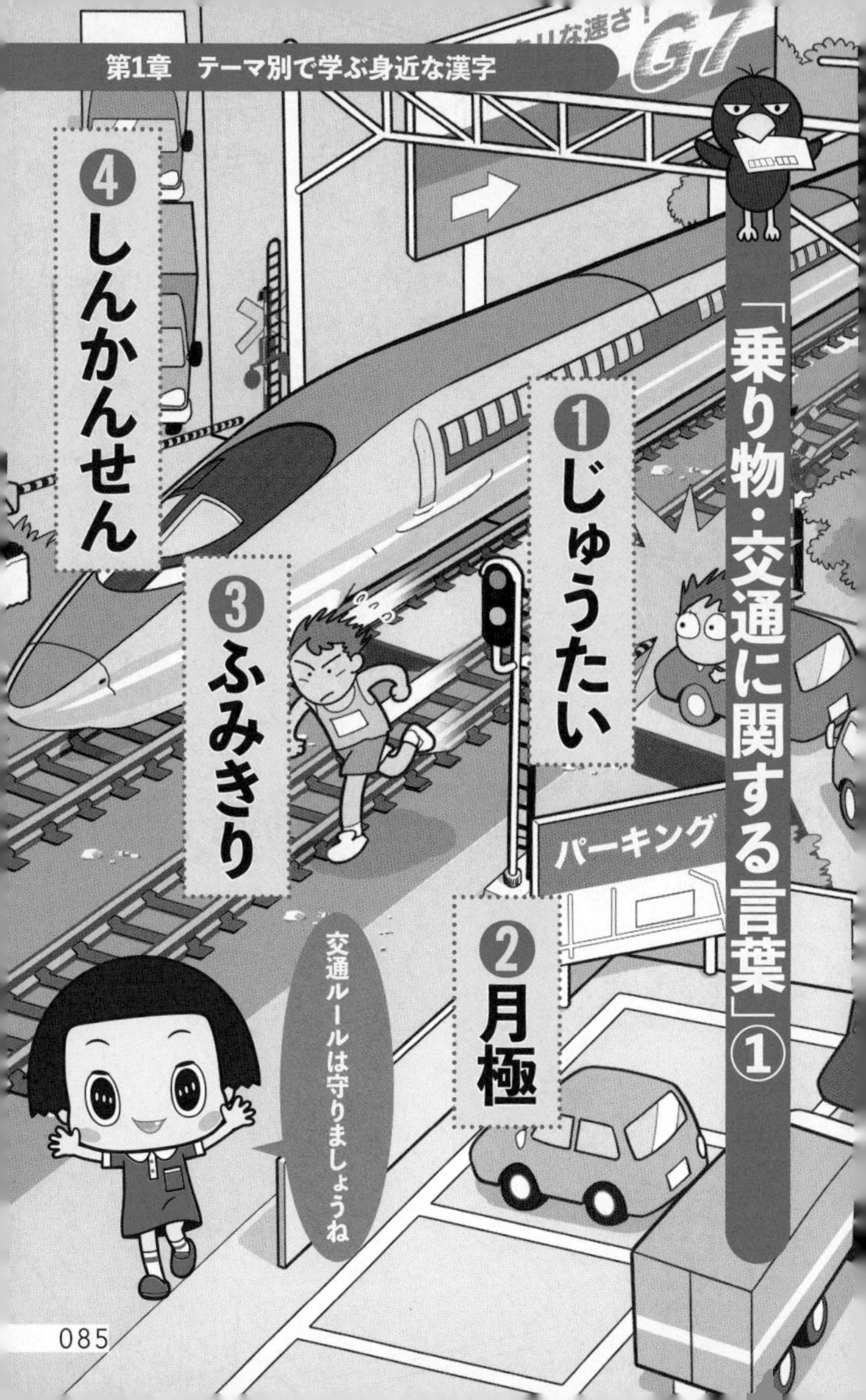

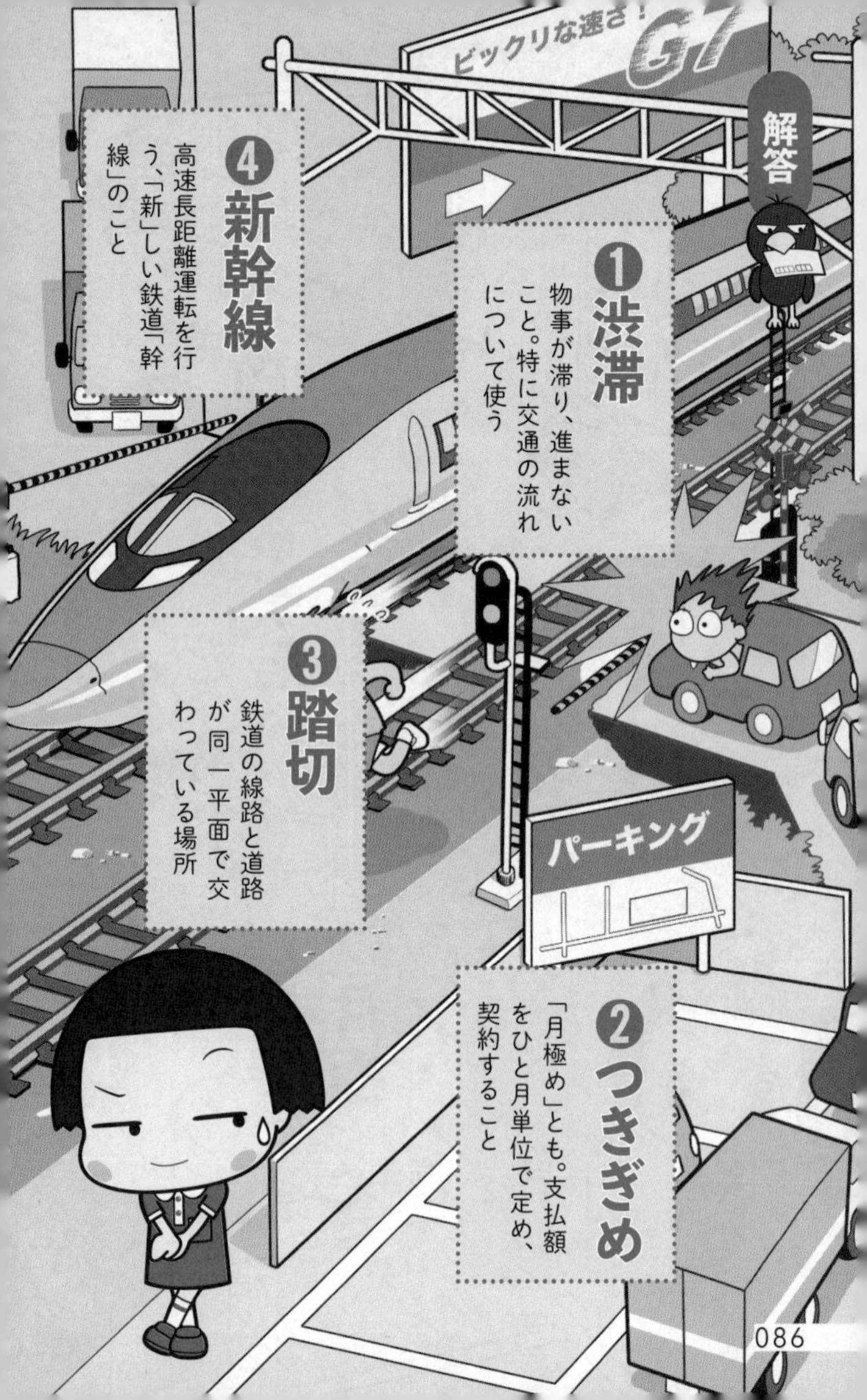

解答

① 渋滞
物事が滞り、進まないこと。特に交通の流れについて使う

② つきぎめ
「月極め」とも。支払額をひと月単位で定め、契約すること

③ 踏切
鉄道の線路と道路が同一平面で交わっている場所

④ 新幹線
高速長距離運転を行う、「新」しい鉄道「幹線」のこと

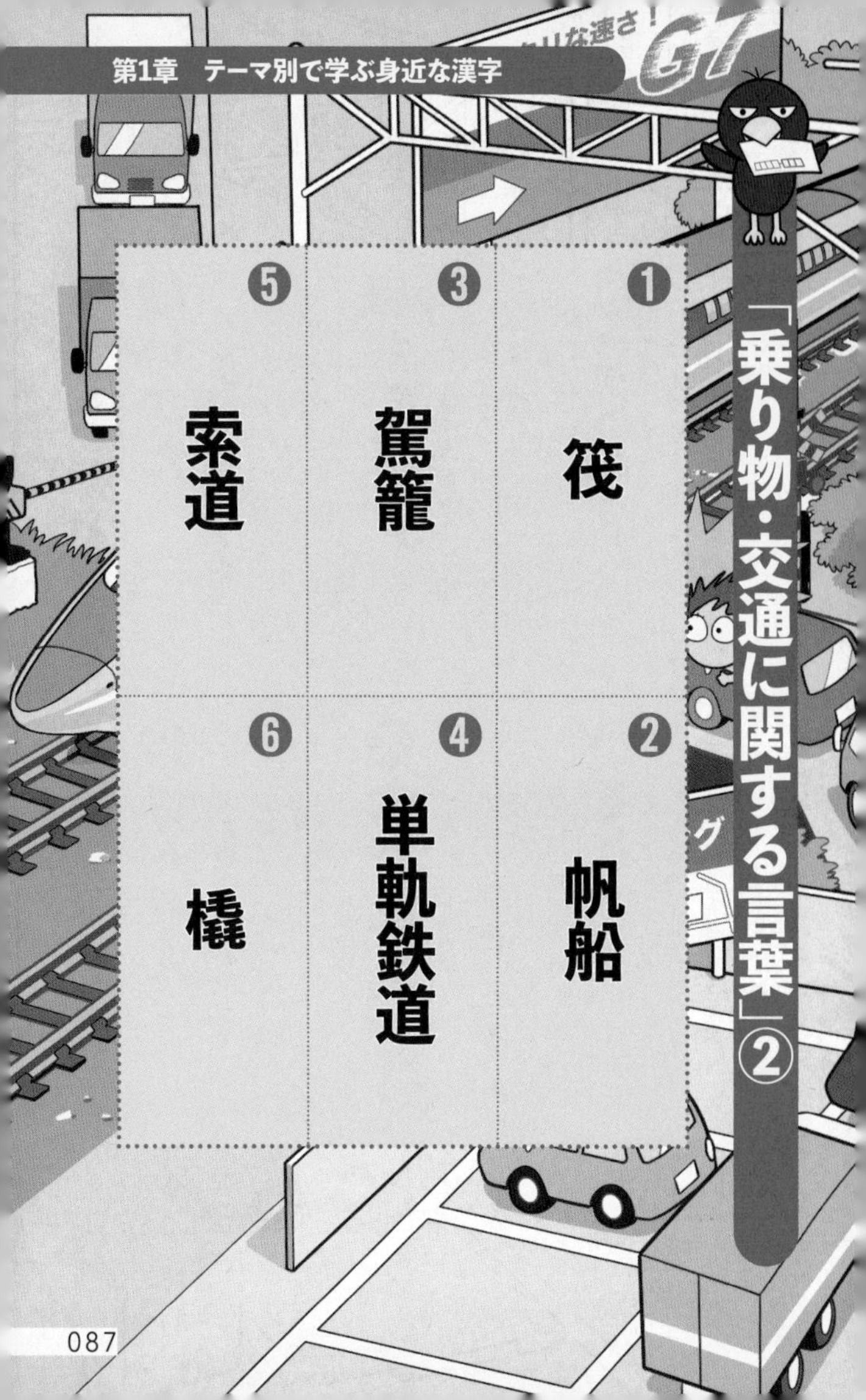

「乗り物・交通に関する言葉」②

❶ 筏

❷ 帆船

❸ 駕籠

❹ 単軌鉄道

❺ 索道

❻ 橇

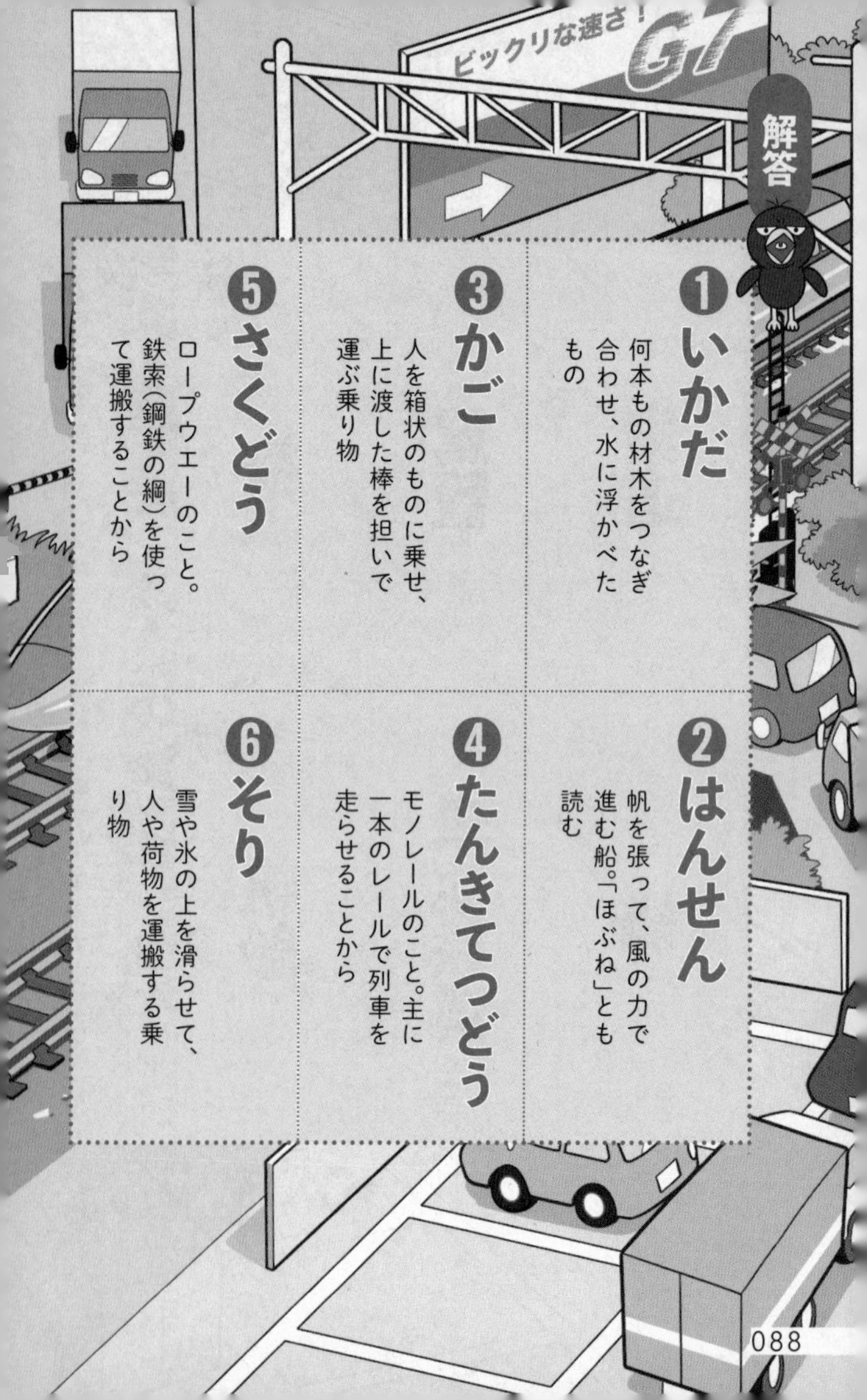

❶ いかだ

何本もの材木をつなぎ合わせ、水に浮かべたもの

❷ はんせん

帆を張って、風の力で進む船。「ほぶね」とも読む

❸ かご

人を箱状のものに乗せ、上に渡した棒を担いで運ぶ乗り物

❹ たんきてつどう

モノレールのこと。主に一本のレールで列車を走らせることから

❺ さくどう

ロープウエーのこと。鉄索（鋼鉄の綱）を使って運搬することから

❻ そり

雪や氷の上を滑らせて、人や荷物を運搬する乗り物

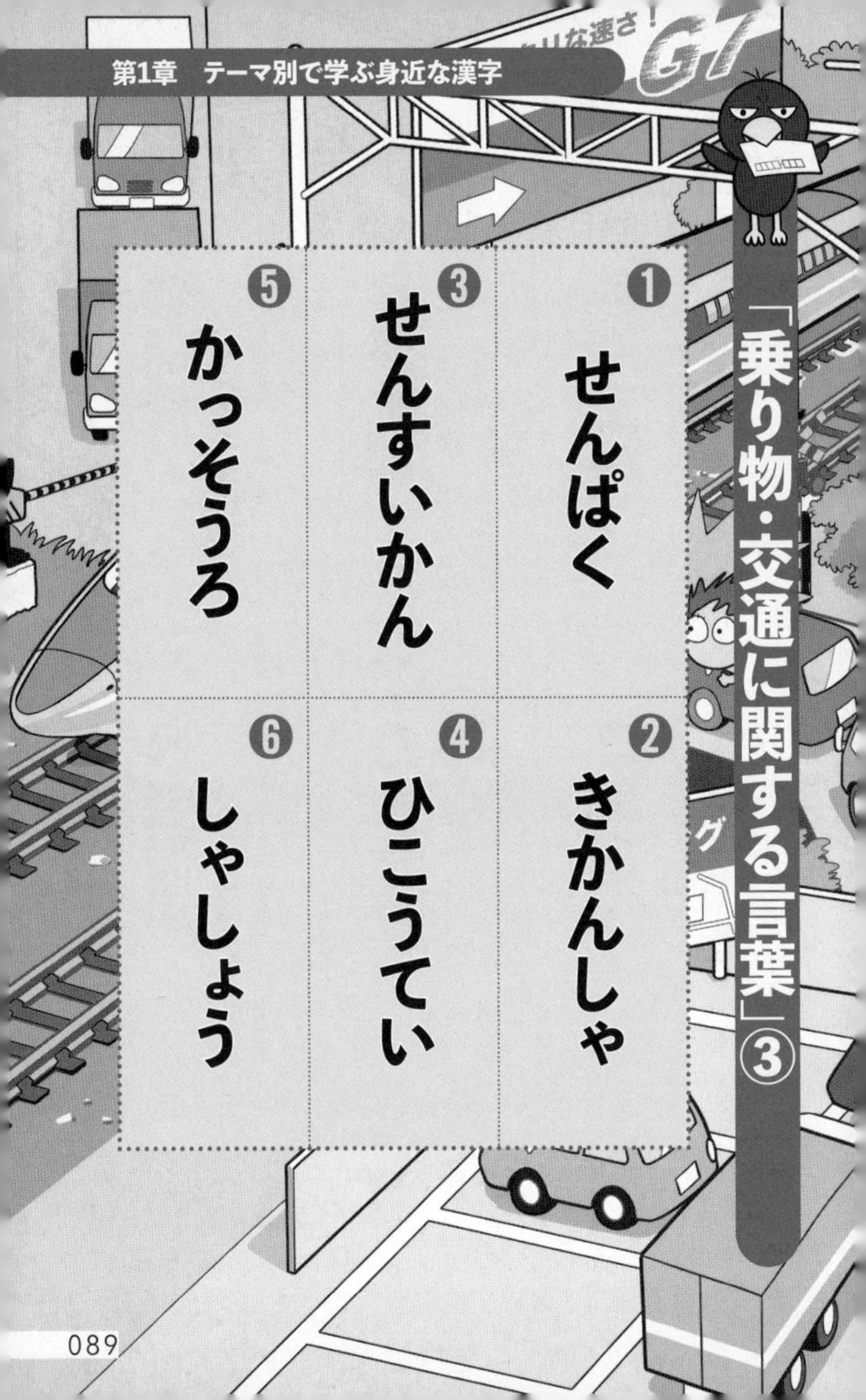

「乗り物・交通に関する言葉」③

❶ せんぱく

❷ きかんしゃ

❸ せんすいかん

❹ ひこうてい

❺ かっそうろ

❻ しゃしょう

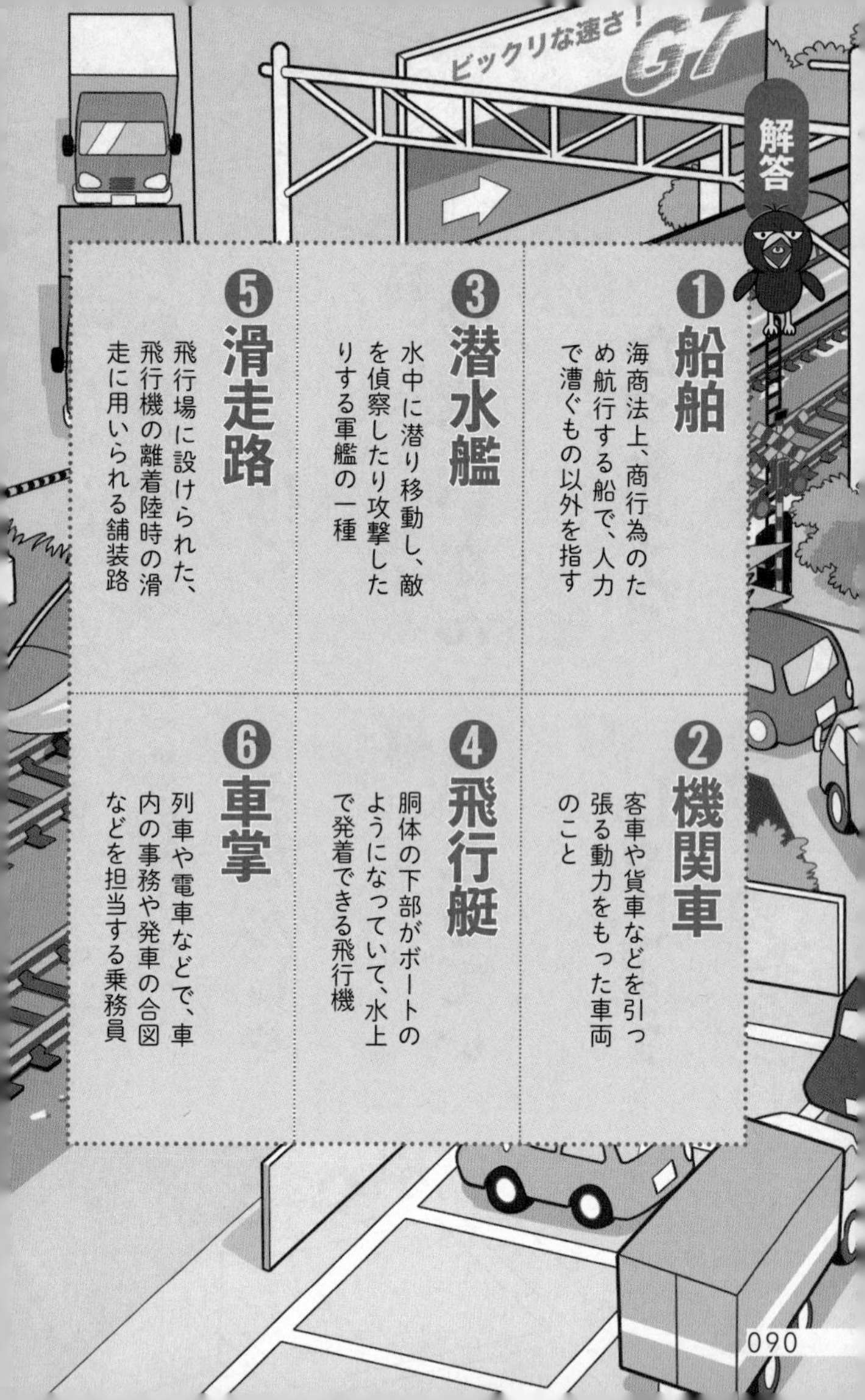

解答

❶ 船舶
海商法上、商行為のため航行する船で、人力で漕ぐもの以外を指す

❷ 機関車
客車や貨車などを引っ張る動力をもった車両のこと

❸ 潜水艦
水中に潜り移動し、敵を偵察したり攻撃したりする軍艦の一種

❹ 飛行艇
胴体の下部がボートのようになっていて、水上で発着できる飛行機

❺ 滑走路
飛行場に設けられた、飛行機の離着陸時の滑走に用いられる舗装路

❻ 車掌
列車や電車などで、車内の事務や発車の合図などを担当する乗務員

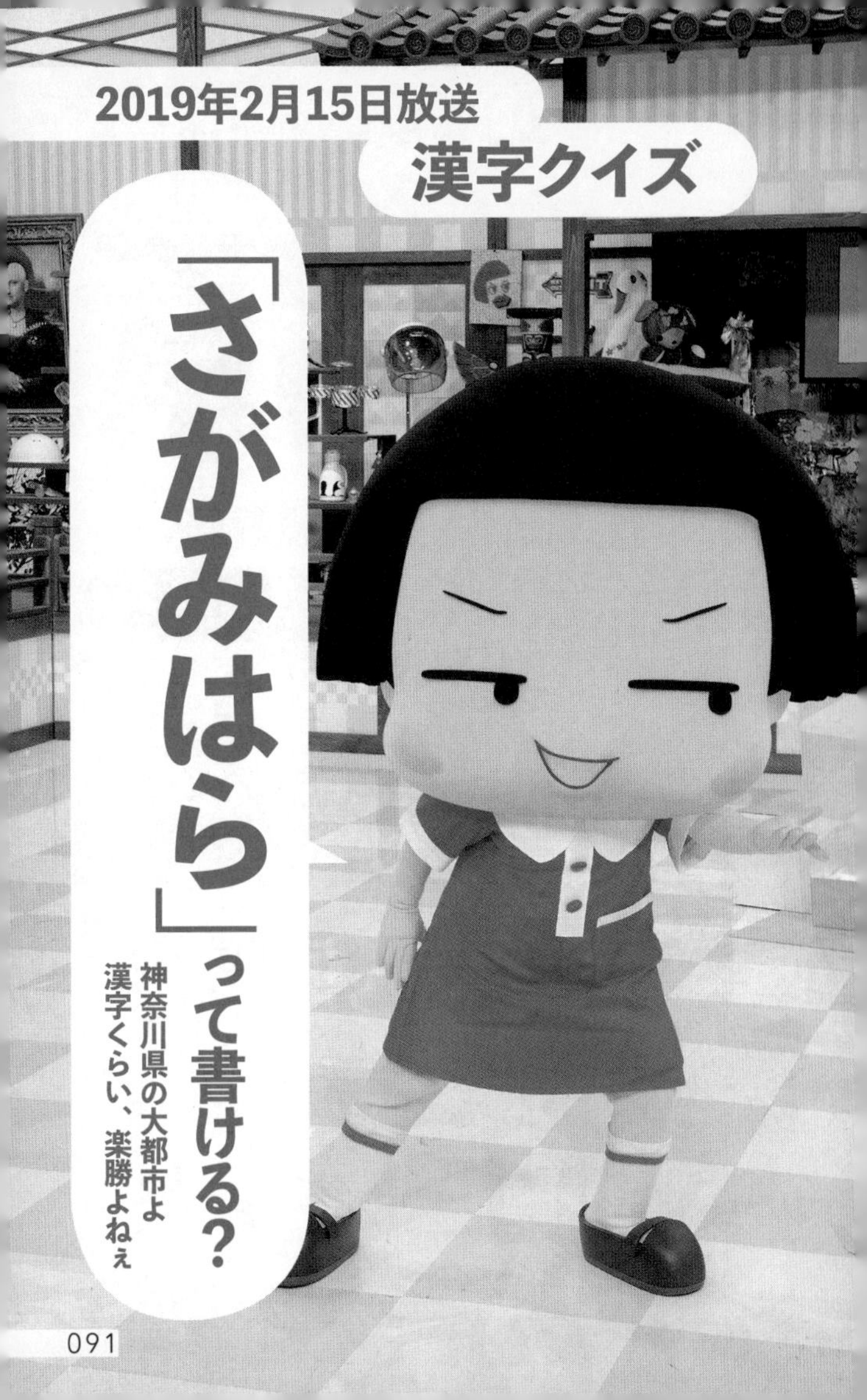

2019年2月15日放送

漢字クイズ

「さがみはら」って書ける?

神奈川県の大都市よ
漢字くらい、楽勝よねぇ

正 解

相模原

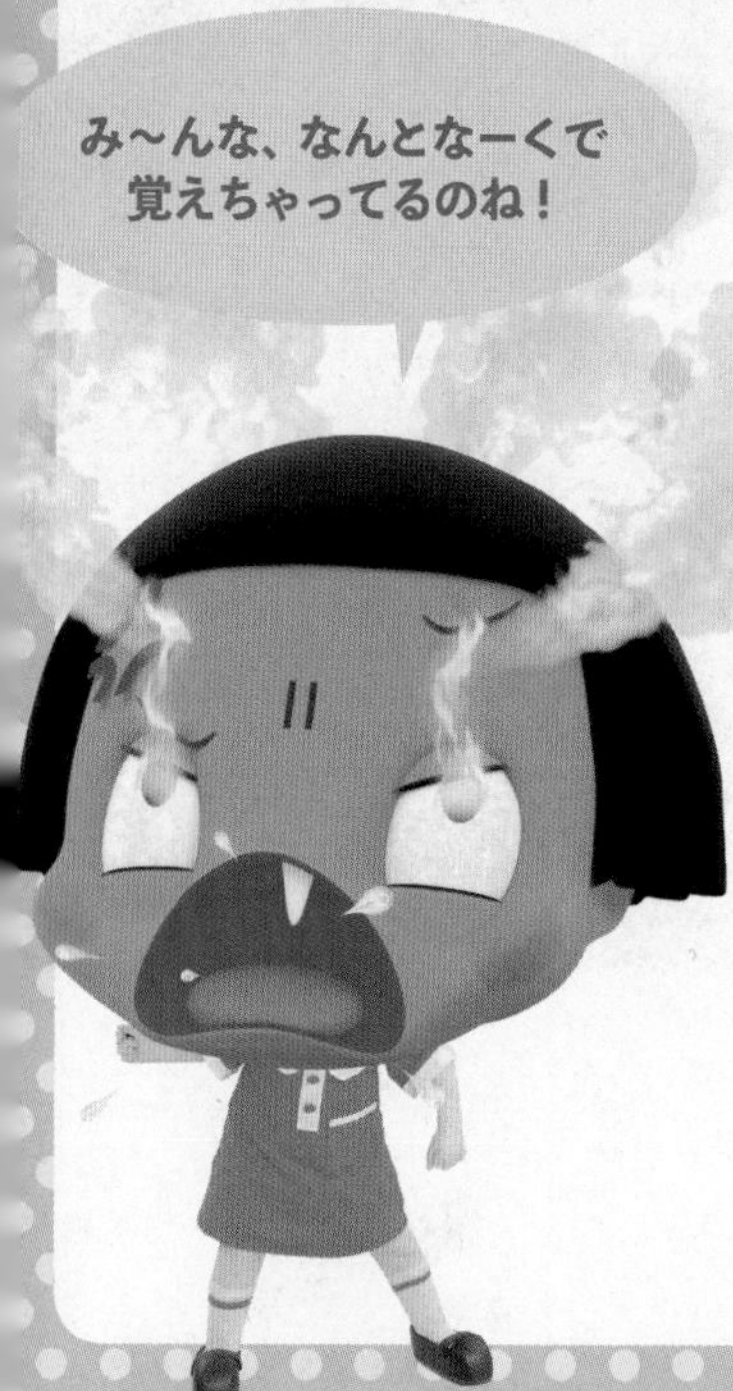
み～んな、なんとなーくで
覚えちゃってるのね！

誤答例

相漠原

相撲原

佐賀原

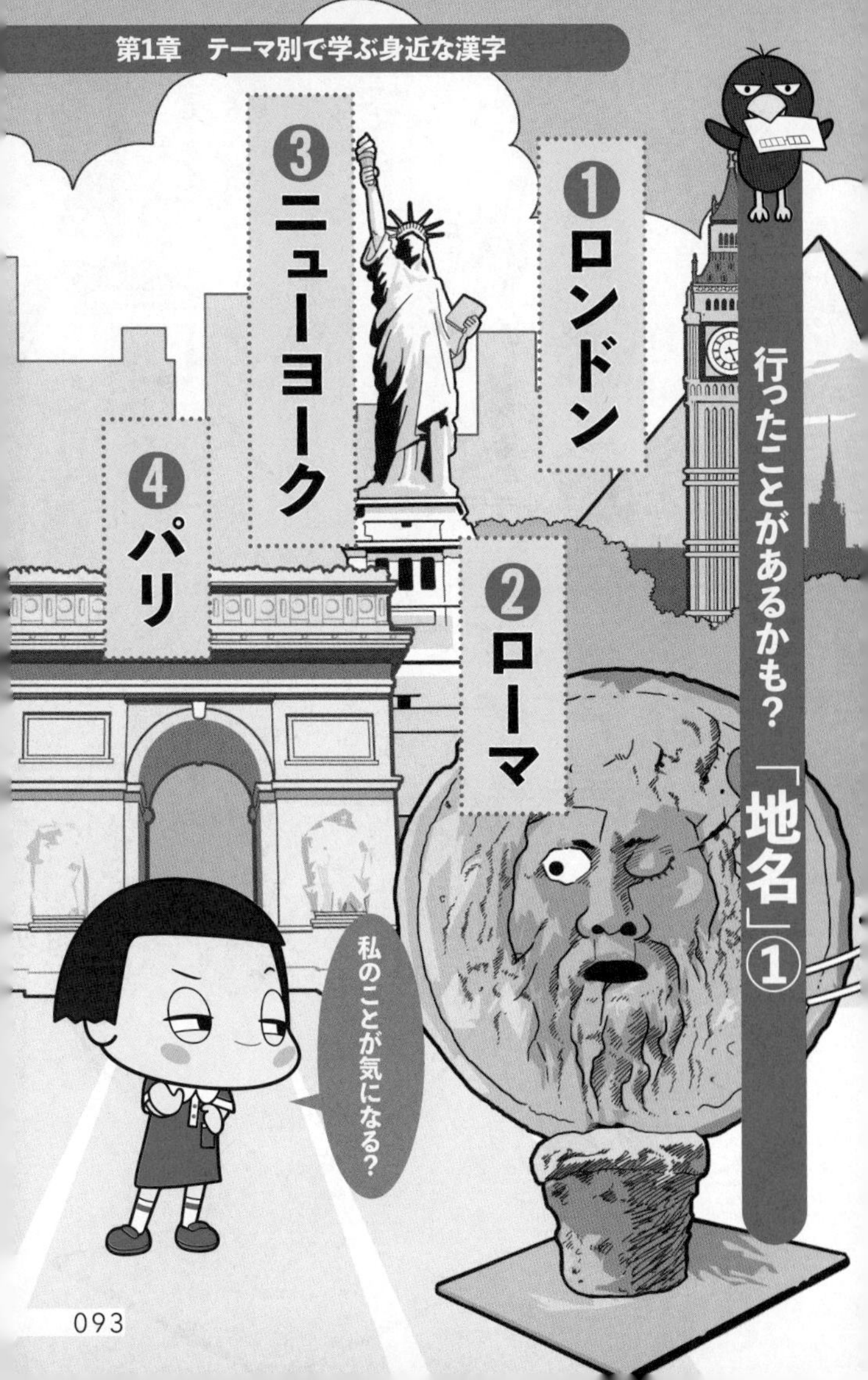
行ったことがあるかも？
「地名」①
①ロンドン
②ローマ
③ニューヨーク
④パリ
私のことが気になる？

解答

① 倫敦

イギリスの首都。歴史的建築物が多く、濃霧でも名高い

② 羅馬

イタリアの首都。「真実の口」などが有名

③ 紐育

アメリカの都市。世界金融の中心地ウォール街や国連本部がある

④ 巴里

ノートルダム寺院やエトワール凱旋門などがある、フランスの首都

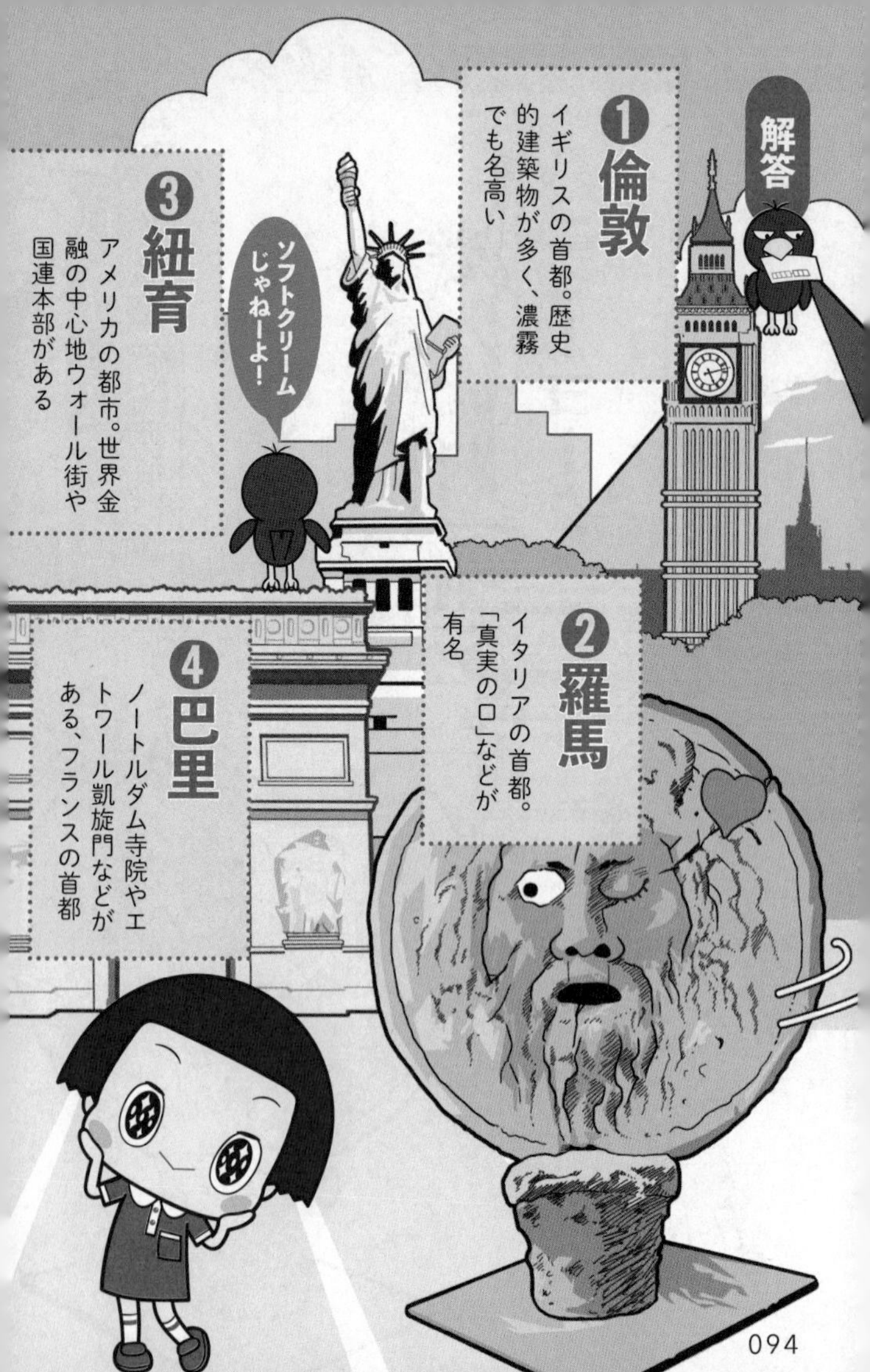

行ったことがあるかも？「地名」②

❶ 印度

❷ 独逸

❸ 西班牙

❹ 仏蘭西

❺ 葡萄牙

❻ 加奈陀

解答

❶インド

南アジアのインド半島に位置する国。世界2位の人口を誇る

❷ドイツ

中央ヨーロッパに位置する国。政治・経済の中心地の一つ

❸スペイン

南ヨーロッパのイベリア半島に位置する国。サッカーリーグが有名

❹フランス

主に西ヨーロッパを占める国。複数の海外県・領土をもつ

❺ポルトガル

南ヨーロッパのイベリア半島に位置する国。大航海時代の雄

❻カナダ

北アメリカ大陸北部に位置する国。世界第2位の国土面積を誇る

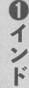

行ったことがあるかも？「地名」③

❶ 瑞西

❷ 雅典

❸ 維納

❹ 剣橋

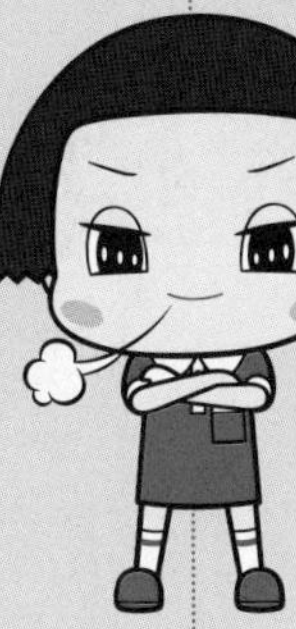

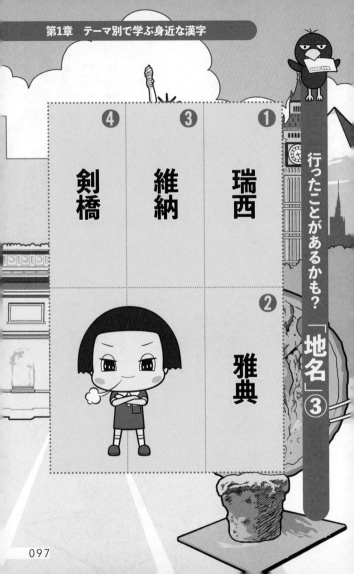

解答

❶スイス

中央ヨーロッパに位置する国。金融や銀行業のほか、時計でも有名

❷アテネ

ギリシャの首都。パルテノン神殿をはじめとした遺跡群で有名

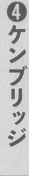

❸ウィーン

オーストリアの首都。音楽の都として名高いほか、宮殿でも有名

❹ケンブリッジ

イギリスのイングランド東部にあるケンブリッジシャーの州都

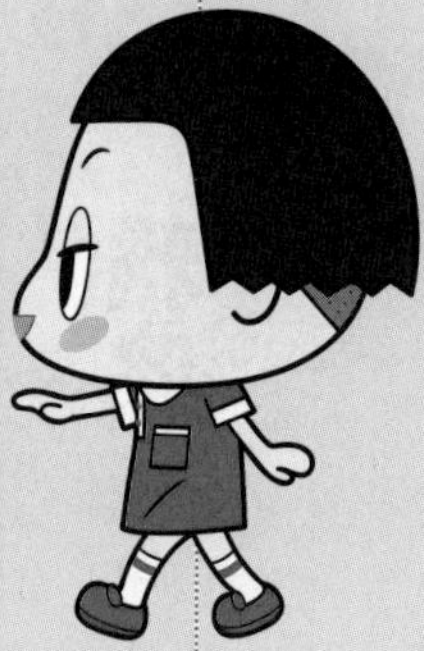

行ったことがあるかも？「地名」④

❶ 桑港

❷ 寿府

❸ 聖林

❹ 伯林

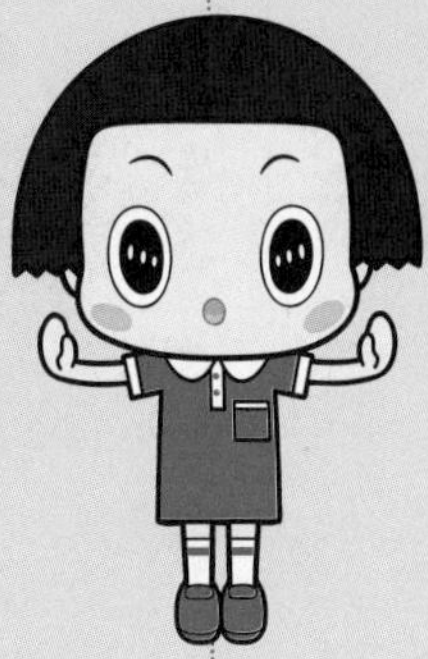

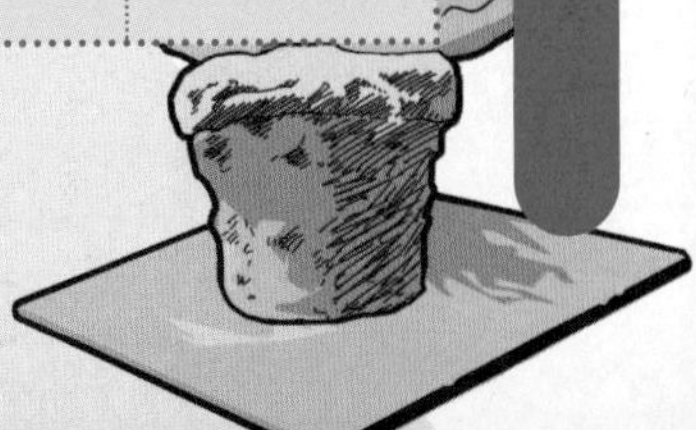

解答

① サンフランシスコ

アメリカ西海岸の都市。シンボルはゴールデン・ゲート・ブリッジ

② ジュネーブ

チューリッヒに次ぐスイス第2の都市。国連の諸機関が置かれる

③ ハリウッド

アメリカ西海岸ロサンゼルスの一地区。アメリカ映画産業の中心地

④ ベルリン

ドイツの首都。ベルリンの壁やブランデンブルク門で有名

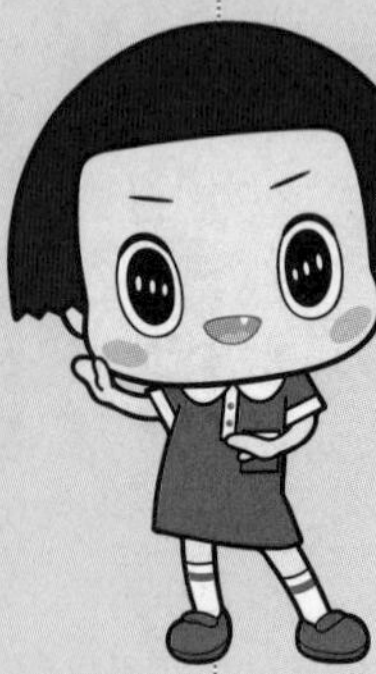

行ったことがあるかも？「地名」⑤

❶ にいがた

❷ いばらき（県名）

❸ さいたま

❹ ぎふ

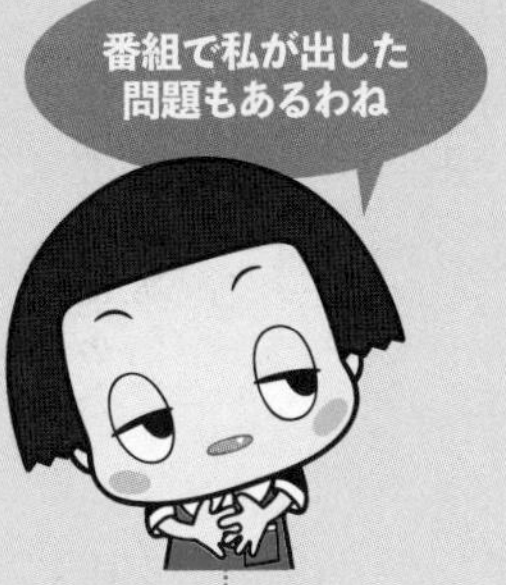

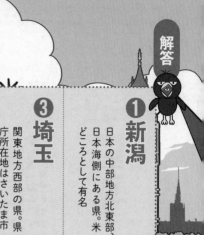

解答

① 新潟
日本の中部地方北東部、日本海側にある県。米どころとして有名

② 茨城
関東地方北東部の県。名物は納豆やあんこう鍋、常陸牛など

③ 埼玉
関東地方西部の県。県庁所在地はさいたま市

④ 岐阜
中部地方西部、内陸の県。飛騨のブランド牛や地酒が有名

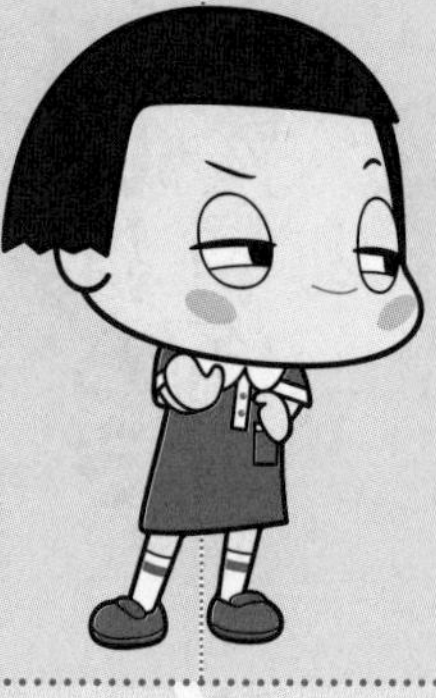

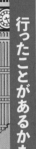

行ったことがあるかも？「地名」⑥

❶ しが

❷ とっとり

❸ えひめ

❹ かごしま

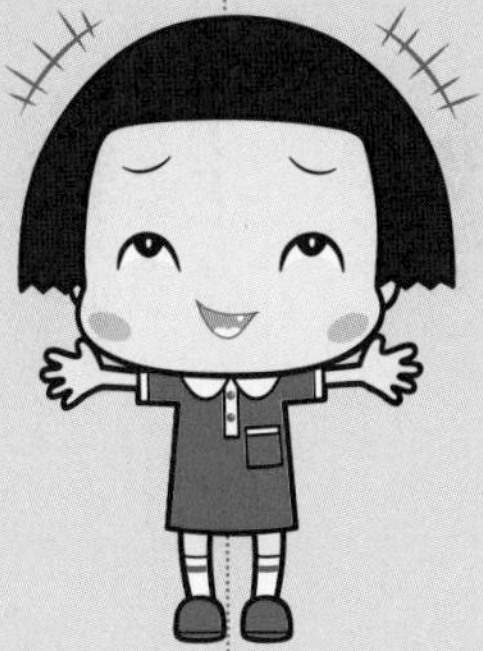

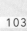

解答

① 滋賀

近畿地方北東部の県。狸の焼き物で有名な信楽焼の産地

② 鳥取

中国地方北東部にある、日本海に面した県。鳥取砂丘で有名

③ 愛媛

四国地方の北西部の県。みかん栽培が盛んなことで有名

④ 鹿児島

九州地方南部の県。活火山の桜島があり北部はシラス台地が広がる

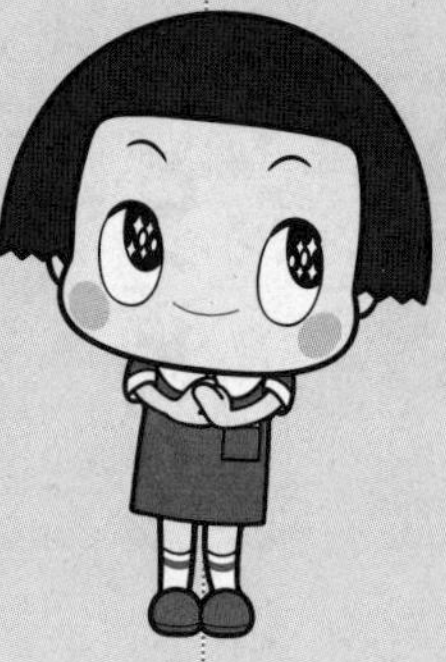

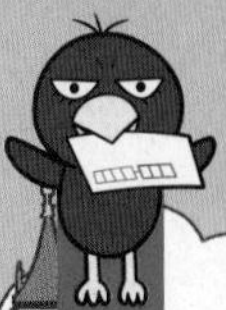

行ったことがあるかも？「地名」⑦

① はこだて

② さっぽろ

③ ちちぶ

④ しなのがわ

⑤ いつくしま

⑥ だざいふ

解答

❶ 函館

北海道渡島(おしま)半島の南東部に位置する市。夜景の街として有名

❷ 札幌

北海道の道庁所在地。1972年に冬季オリンピックが開催された

❸ 秩父

埼玉県にある市。埼玉県内の市町村では最も面積が広い

❹ 信濃川

長野県と新潟県にまたがる日本最長の川。全長367キロメートル

❺ 厳島

広島湾南西部の島。厳島神社(嚴島神社とも書く)は世界遺産

❻ 太宰府

福岡県中部の都市。菅原道真を祀った太宰府天満宮が有名

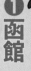

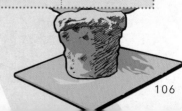

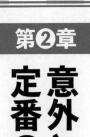

第❷章

意外とわからない？定番の漢字

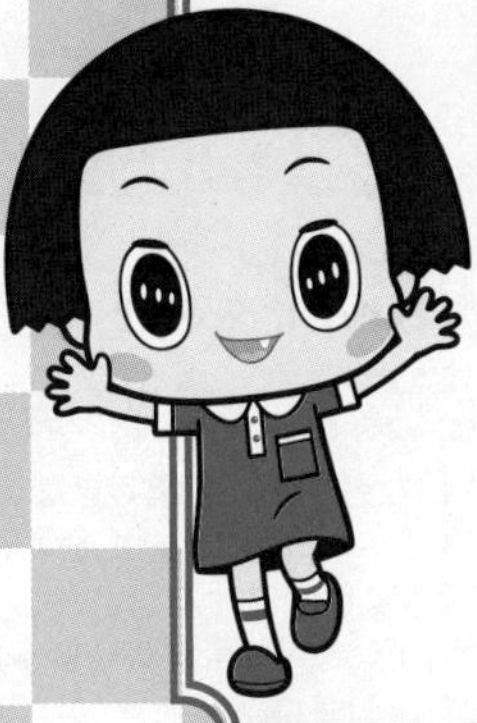

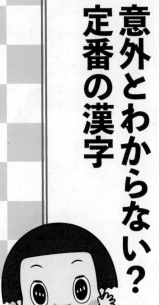

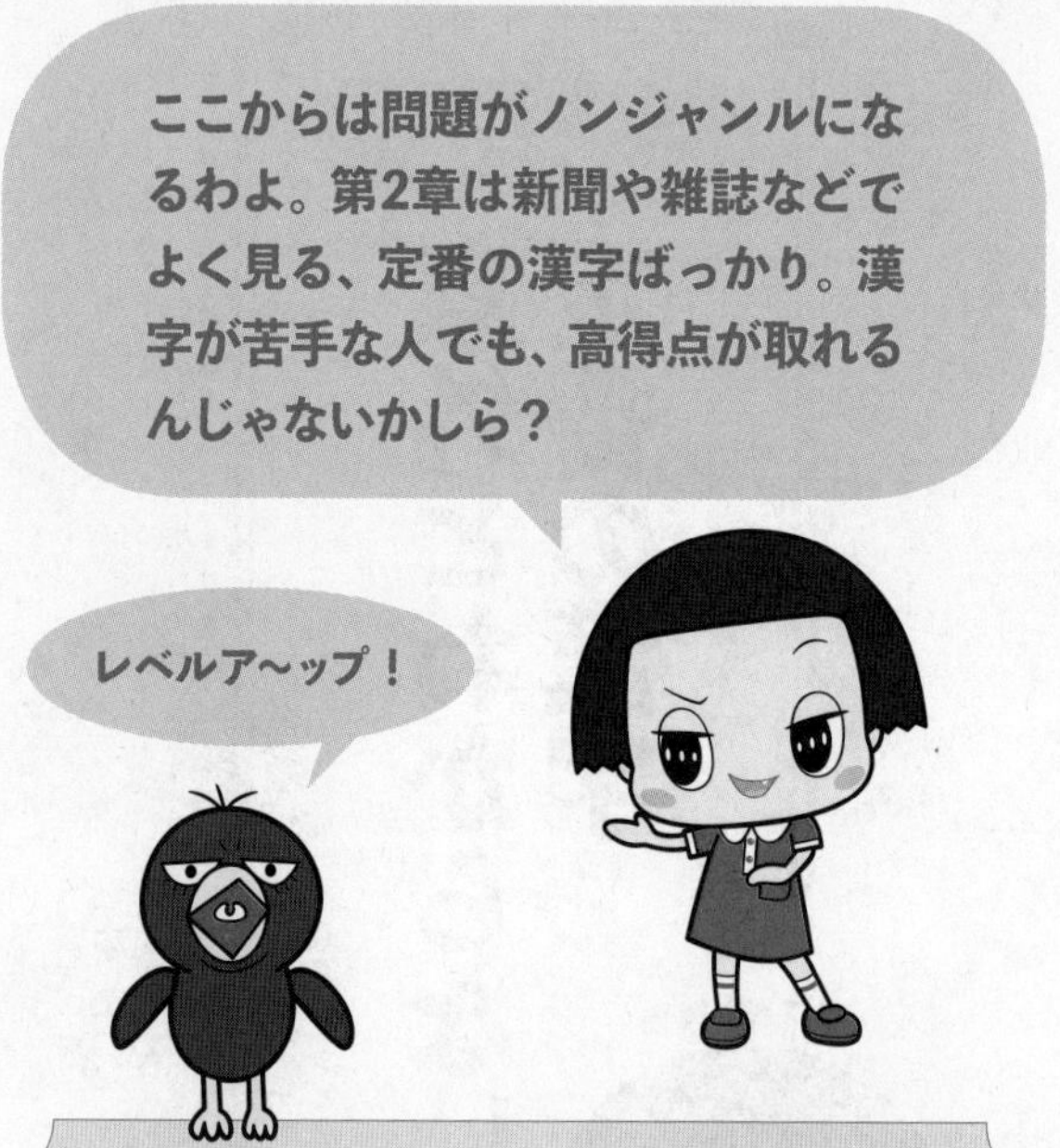
ここからは問題がノンジャンルになるわよ。第2章は新聞や雑誌などでよく見る、定番の漢字ばっかり。漢字が苦手な人でも、高得点が取れるんじゃないかしら？
レベルア～ップ！

チコちゃんは知っている、漢字の豆知識

「虹」に虫へんが使われているのは

「虫という漢字が便利だったから」

「虫」は昆虫だけでなく、蛇や蛤など「獣に分類できない生き物」全般に使われていました。虹は空にかかる様子が「大きな蛇がアーチを架ける」ように見えたことから、「虫＋工」の字になったといわれています（諸説あります）

2019年5月10日放送

漢字クイズ

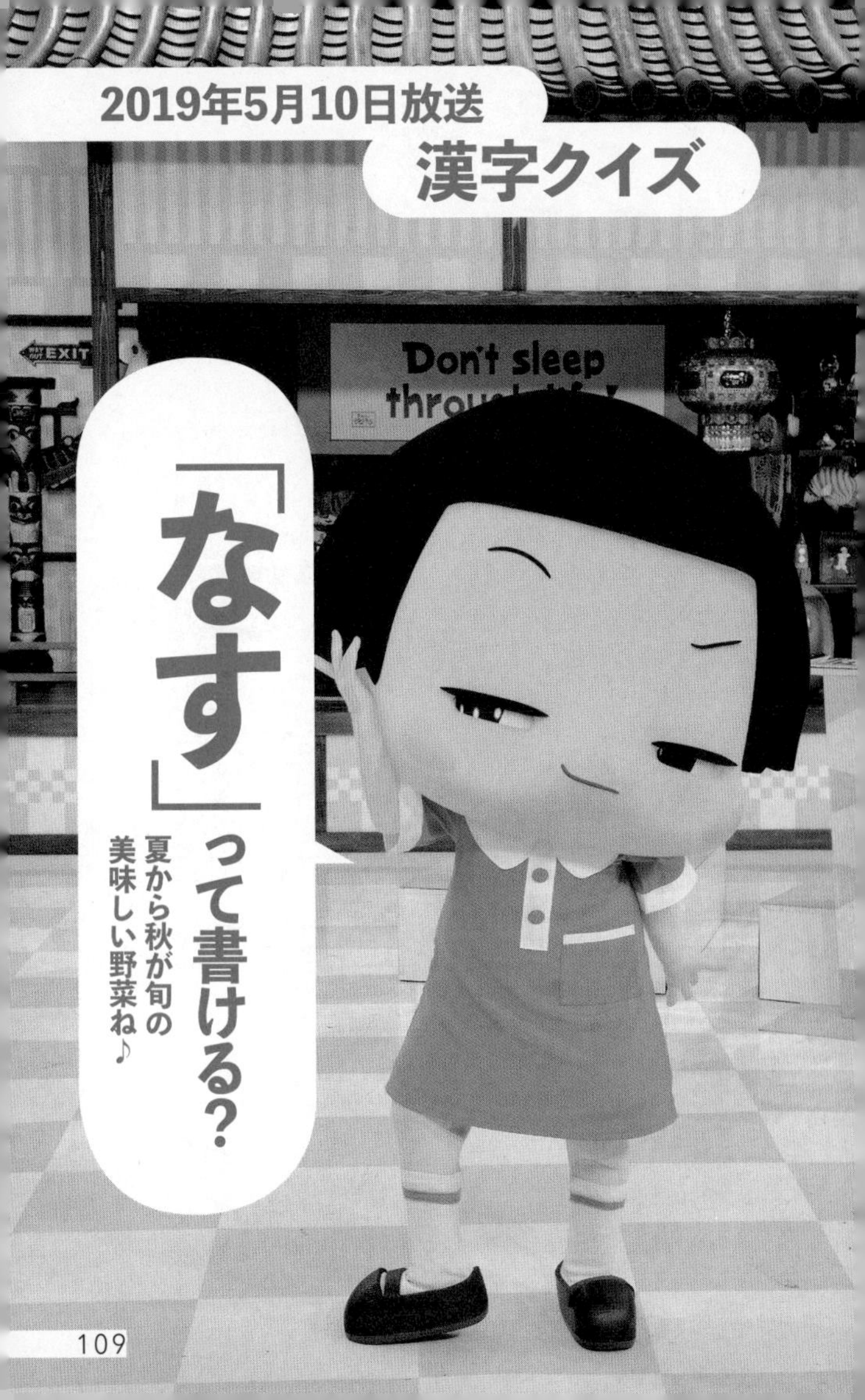

「なす」って書ける?

夏から秋が旬の美味しい野菜ね♪

正　解

茄子

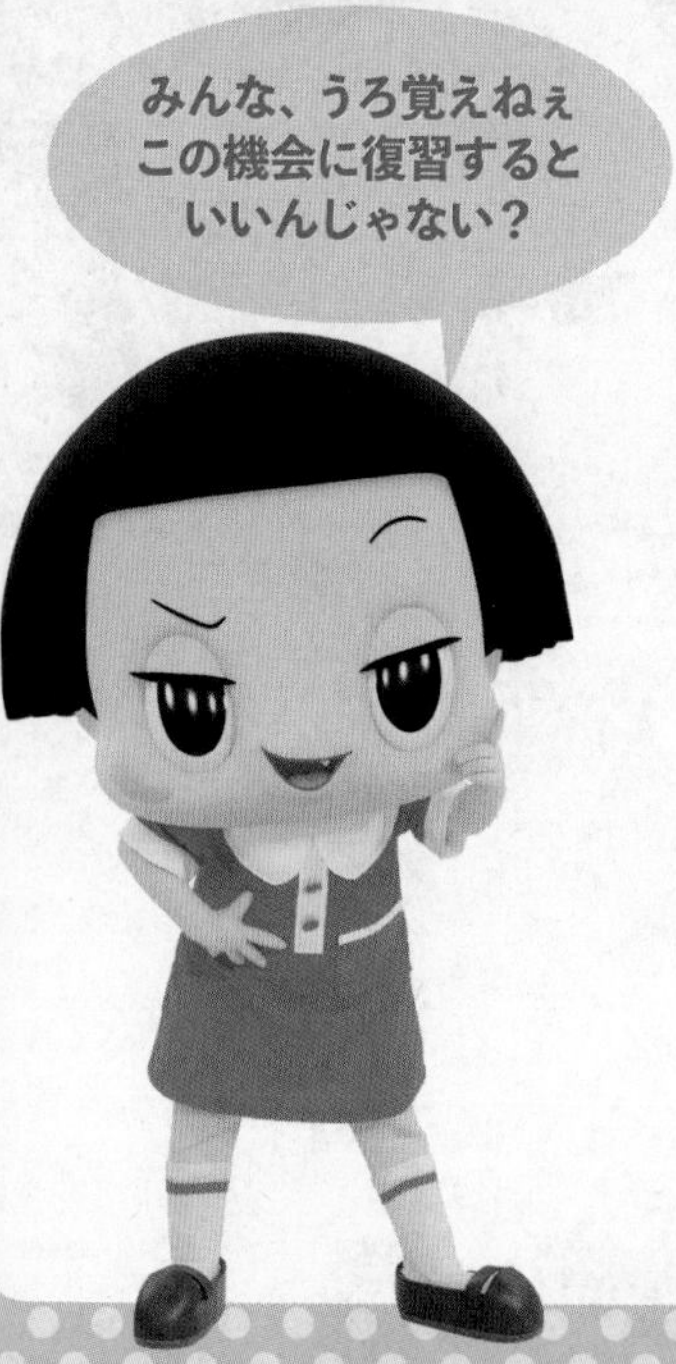
みんな、うろ覚えねぇ
この機会に復習すると
いいんじゃない？

誤答例

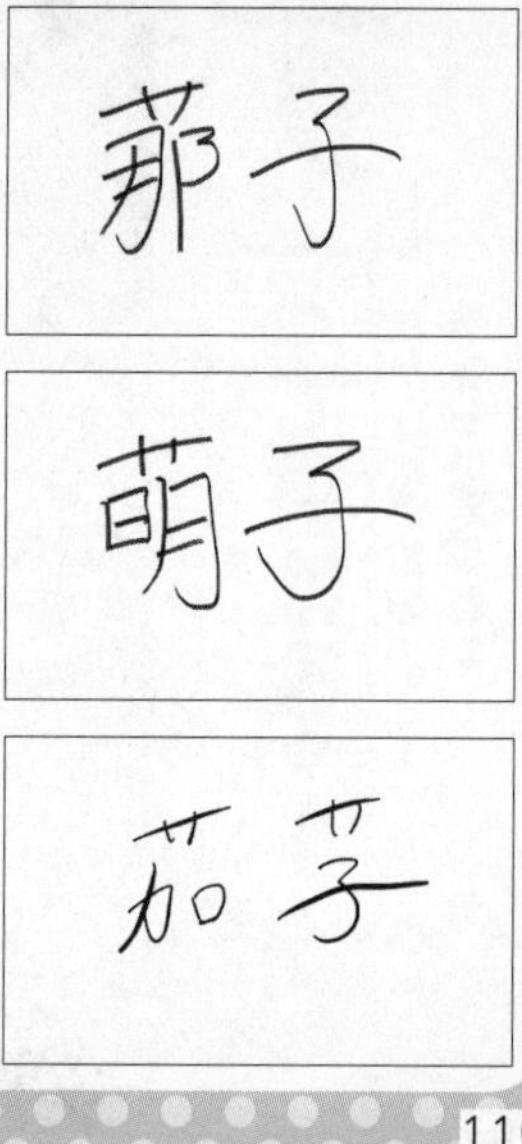

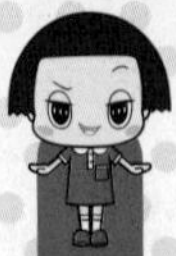

全問正解したい！「漢字の読み問題」①

❶ 募る

❷ 慌てる

❸ 拒む

❹ 隔てる

❺ 廃れる

❻ 慰める

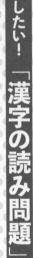

解答

❶つのる

招き集める。気持ちがますます激しくなる。「寂しさが募る」

❸こばむ

相手の要求や申し出を断ること。拒絶

❺すたれる

使われなくなること。人気や勢いが衰えること

❷あわてる

驚き急ぎ、落ち着きを失うこと

❹へだてる

距離が遠ざかること。差ができること

❻なぐさめる

悲しみや苦しみを忘れさせ、心をなごませること

全問正解したい！「漢字の読み問題」②

❶ 怠る

❷ 重複

❸ 支度

❹ 滑らか

❺ 享受

❻ 境内

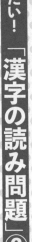

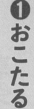

解答

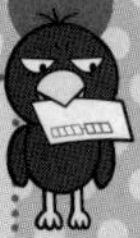

① おこたる

なすべきことをしないでいる。「なまける」は「怠ける」と書く

② ちょうふく

同じ物事が重なること。「じゅうふく」よりもこちらが一般的

③ したく

物事をする前に必要な準備をすること。「仕度」とも書く

④ なめらか

スベスベしている様子。すらすらとよどみがない様子

⑤ きょうじゅ

受け入れて、自分のものとすること。「享」は「受ける」という意味

⑥ けいだい

境界より内側のこと。特に寺や神社の敷地内のことを指す

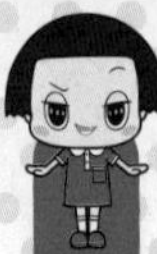

全問正解したい！「漢字の読み問題」③

① 示唆	③ 遂行	⑤ 稽古
② 体裁	④ 雰囲気	⑥ 是正

解答

❶しさ

他のことを通して、それとなくヒントを与えること

❷ていさい

外から見たときのありさま。「たいさい」ではないので注意

❸すいこう

物事を成し遂げること。「ついこう」は間違い

❹ふんいき

その場の気分、感じ、ムード。「ふいんき」ではないので注意

❺けいこ

学問や技術、運動などを学び習うこと。練習

❻ぜせい

悪いところを正しく直すこと。「是」は道理に合っていること

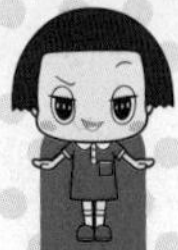

全問正解したい！「漢字の読み問題」④

❶ 硝子

❷ 披露

❸ 会釈

❹ 甚だしい

❺ 弔辞

❻ 顕著

解答

❶がらす

透明で、もろい物質。転じて壊れやすいもののたとえ

❷ひろう

広く発表すること。「露」は公然にするという意味がある

❸えしゃく

軽く頭を下げて礼をすること。「かいしゃく」ではないので注意

❹はなはだしい

普通の程度をはるかに超えて激しいこと

❺ちょうじ

葬儀の席などで、死者を弔うために読む文。悔やみの言葉

❻けんちょ

際立って目につく様子。著しいさま

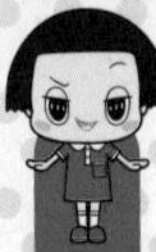

全問正解したい！「漢字の読み問題」⑤

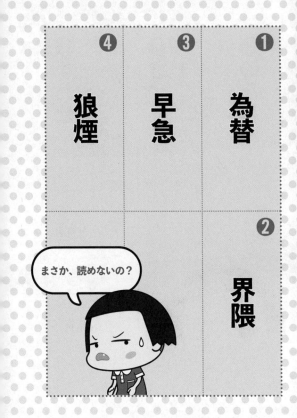

① 為替

② 界隈

③ 早急

④ 狼煙

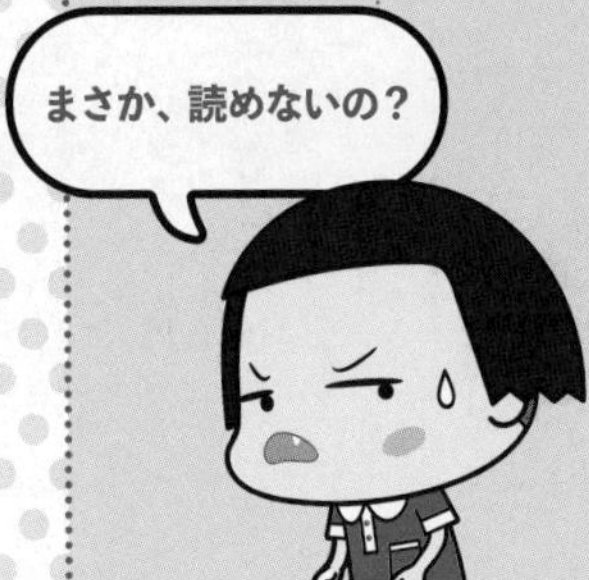

解答

① かわせ

遠くの人と現金をやり取りせず、金銭の決済を処理する方法

② かいわい

その辺り一帯、近所。「渋谷界隈」など

③ さっきゅう

非常に急ぐこと。「そうきゅう」はのちに認められた慣用読み

④ のろし

急な事件を知らせるために火をたいて上げた煙。事を起こす合図

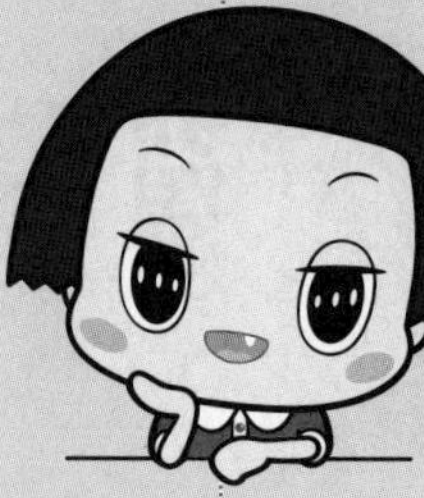

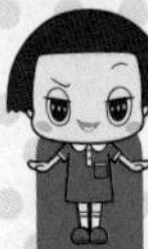

全問正解したい！「漢字の読み問題」⑥

❶ 暴露

❷ 行脚

❸ 億劫

❹ 辟易

❺ 緩い

❻ 燦然

解答

❶ばくろ

秘密や悪事が表に出ること。また、それらを暴き出すこと

❸おっくう

気乗りせず、面倒臭いこと。元は仏教で無限の時間という意味

❺ゆるい

物事の締まり方にたるみがある様子。また、勢いが弱いさま

❷あんぎゃ

僧が修行のために諸国を巡ること。転じて徒歩で旅をすること

❹へきえき

相手の勢いに尻込みして、うんざりすること。「えきへき」は間違い

❻さんぜん

きらびやかな様子。キラキラと光り輝くさま

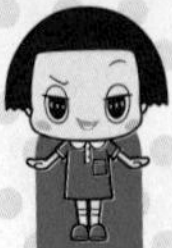

全問正解したい！「漢字の読み問題」⑦

❶ 愚弄

❷ 漏洩

❸ 訝る

❹ 不憫

❺ 鬱憤

❻ 固執

解答

① ぐろう

他人を馬鹿にして、からかうこと。「弄」はもてあそぶという意味

② ろうえい

「ろうせつ」とも。水や秘密などが漏れること

③ いぶかる

疑わしく思うこと。「訝しがる」と書くと「いぶかしがる」

④ ふびん

可哀想で憐れむべきさま。「憫」は憐れむという意味

⑤ うっぷん

抑えてきた不平不満や怒り。「鬱憤を晴らす」

⑥ こしつ

「こしゅう」とも。自分の意見などをかたくなに曲げないこと

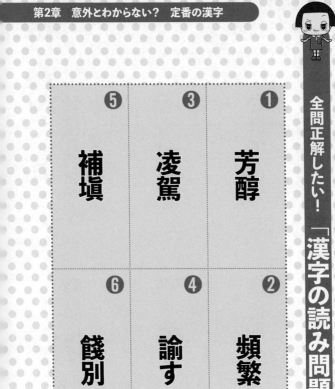

全問正解したい！「漢字の読み問題」⑧

① 芳醇

② 頻繁

③ 凌駕

④ 諭す

⑤ 補塡

⑥ 餞別

解答

①ほうじゅん

お酒の香りが高く味わい深いこと。コクのある酒に対する褒め言葉

③りょうが

他のものを抜いて上に出ること。他を凌(しの)ぐこと

⑤ほてん

不足分を補い埋めること。「ほじゅう」は「補充」と書く

②ひんぱん

ひっきりなしに起こること。「繁」は数が多いという意味がある

④さとす

目下の者に言い聞かせて納得させること。教え導くこと

⑥せんべつ

遠くへ旅立つ人へ贈り物をすること。「餞」は「はなむけ」のこと

全問正解したい！「漢字の書き問題」①

❶ けが

❷ かんぺき

❸ いんねん

❹ かけら

❺ ねぎらう

❻ しっせき

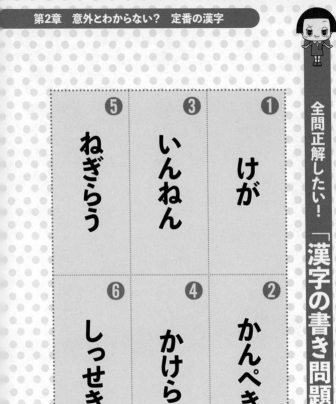

解答

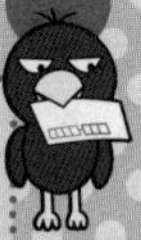

❶ 怪我
思いがけず負った傷。負傷。また、思いがけない過ち。過失

❷ 完璧
少しの欠点もない、完全なこと。「璧」は宝玉の意味

❸ 因縁
物事が生じる原因・起因。また、定められた運命のこと

❹ 欠片
物の欠けた一部。ほんのわずかなもののたとえ

❺ 労う
苦労や骨折りなどに対して慰め、感謝すること

❻ 叱責
（過失などに対し）叱りとがめること。落ち度を非難すること

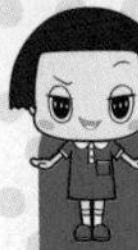

全問正解したい！「漢字の書き問題」②

❶ まゆつば

❷ ふてぶてしい

❸ ぶあいそう

❹ けいたいでんわ

❺ なだれ

❻ しょうだく

解答

① 眉唾

用心すること。「眉に唾を塗れば狐に騙されない」という俗信から

③ 無愛想

愛想（人当たりのよい態度）がなくそっけないこと。すげないこと

⑤ 雪崩

山岳などの斜面に降り積もった雪が一気に崩れ落ちる現象

② 太々しい

憎らしいほど図太く、大胆不敵なこと。図々しいこと

④ 携帯電話

もち歩ける電話。「携帯」は「身につける」という意味

⑥ 承諾

他者から受けた依頼や願いを聞き入れること。引き受けること

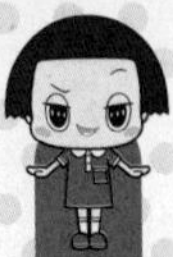

全問正解したい！「漢字の書き問題」③

❶ たたずむ

❷ かわいそう

❸ いんぼう

❹ しゃべる

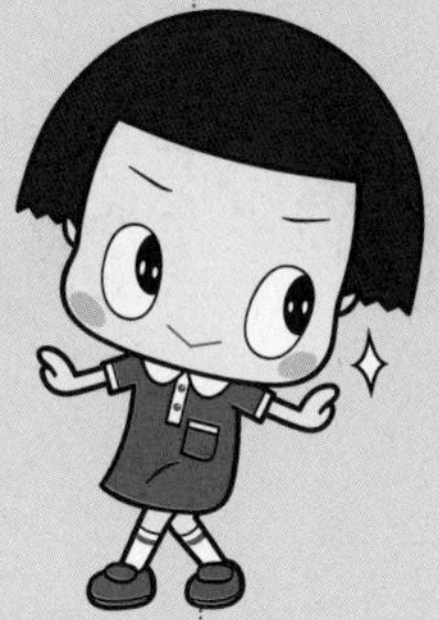

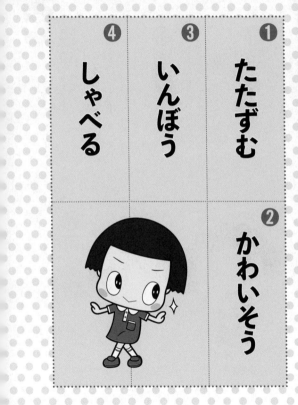

解答

①佇む

ある場所に立ったまま、しばらく動かないでいること

②可哀想

「可哀相」とも。気の毒で同情に堪えない様子。不憫なさま

③陰謀

人に知られないよう、密かに企む悪い謀(はかりごと)や計略

④喋る

口数多く話をすること

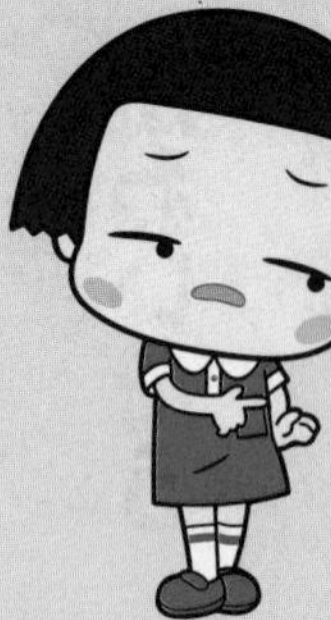

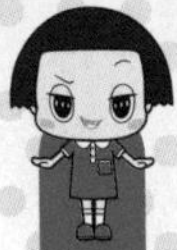

全問正解したい！「漢字の書き問題」④

❶ すがすがしい

❷ おろか

❸ ごちそう

❹ あいにく

❺ らいひん

❻ もめん

解答

❶ **清々しい**

爽やかで気持ちがよい状態

❷ **愚か**

知恵の足りないさま。頭の働きが鈍い様子

❸ **御馳走**

豪華な食事。語源は相手をもてなすために走り回る様子から

❹ **生憎**

期待や目的にそぐわず、都合の悪いさま

❺ **来賓**

式場や会場に招待を受けて来た客のこと

❻ **木綿**

ワタの種子からとれる白い綿毛。冬着や布団に用いられ寒さを防ぐ

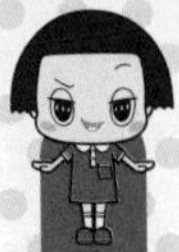

全問正解したい！「漢字の書き問題」⑤

① つぼみ

② こざかしい

③ ゆうちょう

④ やくしん

⑤ きちょうめん

⑥ きぐう

解答

❶ 蕾

「莟」とも。花が開く前の状態。将来有望だが一人前になる前の人

❷ 小賢しい

利口ぶること。ずるがしこくて抜け目がないこと

❸ 悠長

ゆったりと落ち着いている様子。のんびりしていて焦らないこと

❹ 躍進

勢いよく進むこと。進歩、発展がめざましいこと

❺ 几帳面

行動や性格が正確できちんとしているさま

❻ 奇遇

思いがけなく出会うこと。意外なめぐりあい

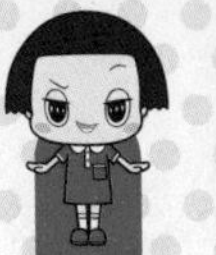

全問正解したい！「漢字の書き問題」⑥

❶ くつじょく

❷ こんりんざい

❸ おくそく

❹ ぎせい

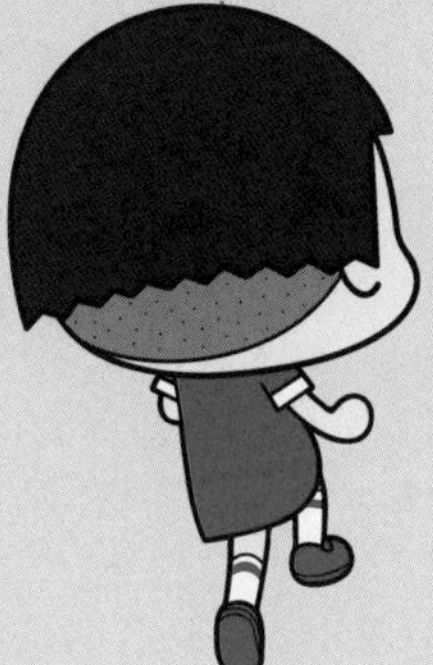

解答

❶屈辱

屈服させられ、辱めを受けること。面目を失い、恥をかくこと

❷金輪際

（打ち消しの語を伴って）底の底まで。あくまでも。とことんまで

❸憶測

「臆測」とも書く。確かな根拠のない、いい加減な推測のこと

❹犠牲

望む結果を得る代わりに、大事なものを失うこと。また、そのもの

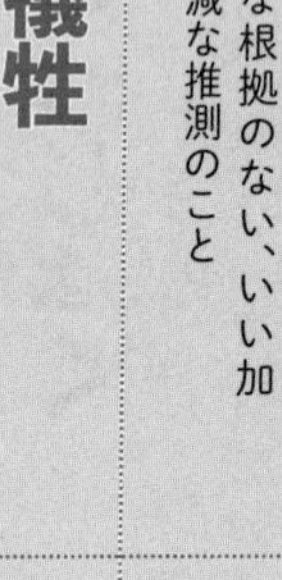

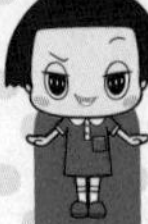

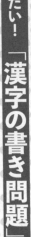

全問正解したい！「漢字の書き問題」⑦

❶ こんぺいとう

❷ ひとづて

❸ かんれき

❹ えと

❺ ひたい

❻ げんめつ

解答

❶ 金平糖

氷砂糖などを原料とする、表面に角状の凹凸をもつ小球形の和菓子

❷ 人伝

ある情報を、他人を通じて間接的に聞くこと。また、伝えること

❸ 還暦

誕生年に60を加えた(生後、干支が一巡した)年。数え年61歳

❹ 干支

十干(じっかん)と十二支を組み合わせた60周期の数詞

❺ 額

顔の上部で、眉と髪の生え際の間の部位。おでこ

❻ 幻滅

都合よく美化・理想化された幻想から覚めて現実にかえること

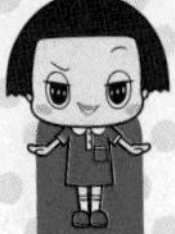

全問正解したい！「漢字の書き問題」⑧

❶ さくげん

❷ とっかん（工事）

❸ げきれい

❹ さぎ（騙すこと）

❺ かようきょく

❻ ほくろ

解答

❶削減
物の量や金額などを、削り減らすこと

❷突貫
一気に突き進むこと。同じ読みの「吶喊」は大勢で一斉に叫ぶこと

❸激励
何かに挑む人などを、励まして元気づけること。奮い立たせること

❹詐欺
事実を偽って他者を欺くことで、不当な利益を得ること。ペテン

❺歌謡曲
大衆に広く歌われることを目的とした、通俗的な歌曲

❻黒子
皮膚の表面に点在する黒色または暗褐色の斑点

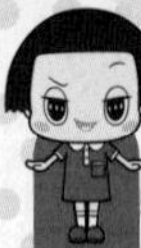

全問正解したい！「漢字の書き問題」⑨

❶ えいかん

❷ まひ

❸ ぶすい

❹ はかどる

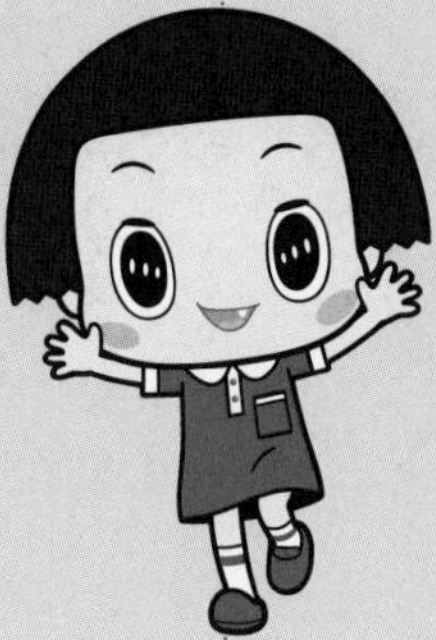

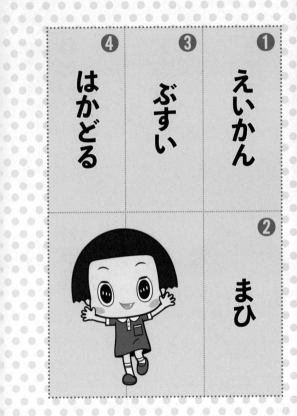

解答

❶栄冠
輝かしい成功や勝利を収めた者に与えられる冠。名誉。栄誉

❷麻痺
しびれて感覚がなくなること。本来の働きができなくなること

❸無粋
粋でないこと。男女間の情愛など、人情の機微を解さないこと

❹捗る
順調に進む様子。主に仕事に対して使う

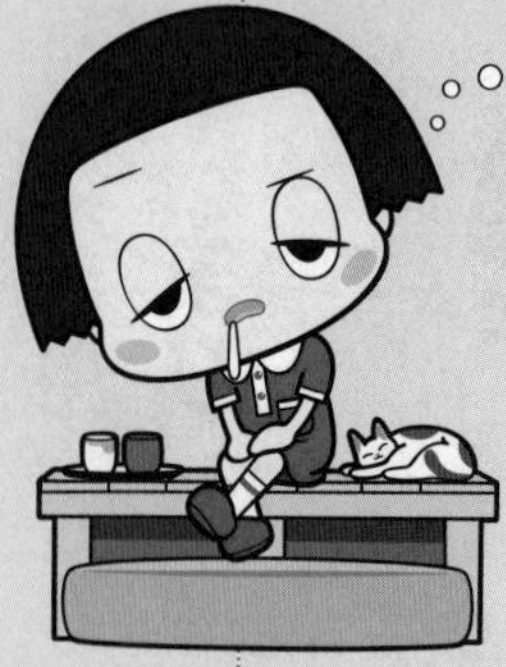

2020年1月3日放送

漢字クイズ

「もち」って書ける?

お正月はこれがないと始まらないわよね！

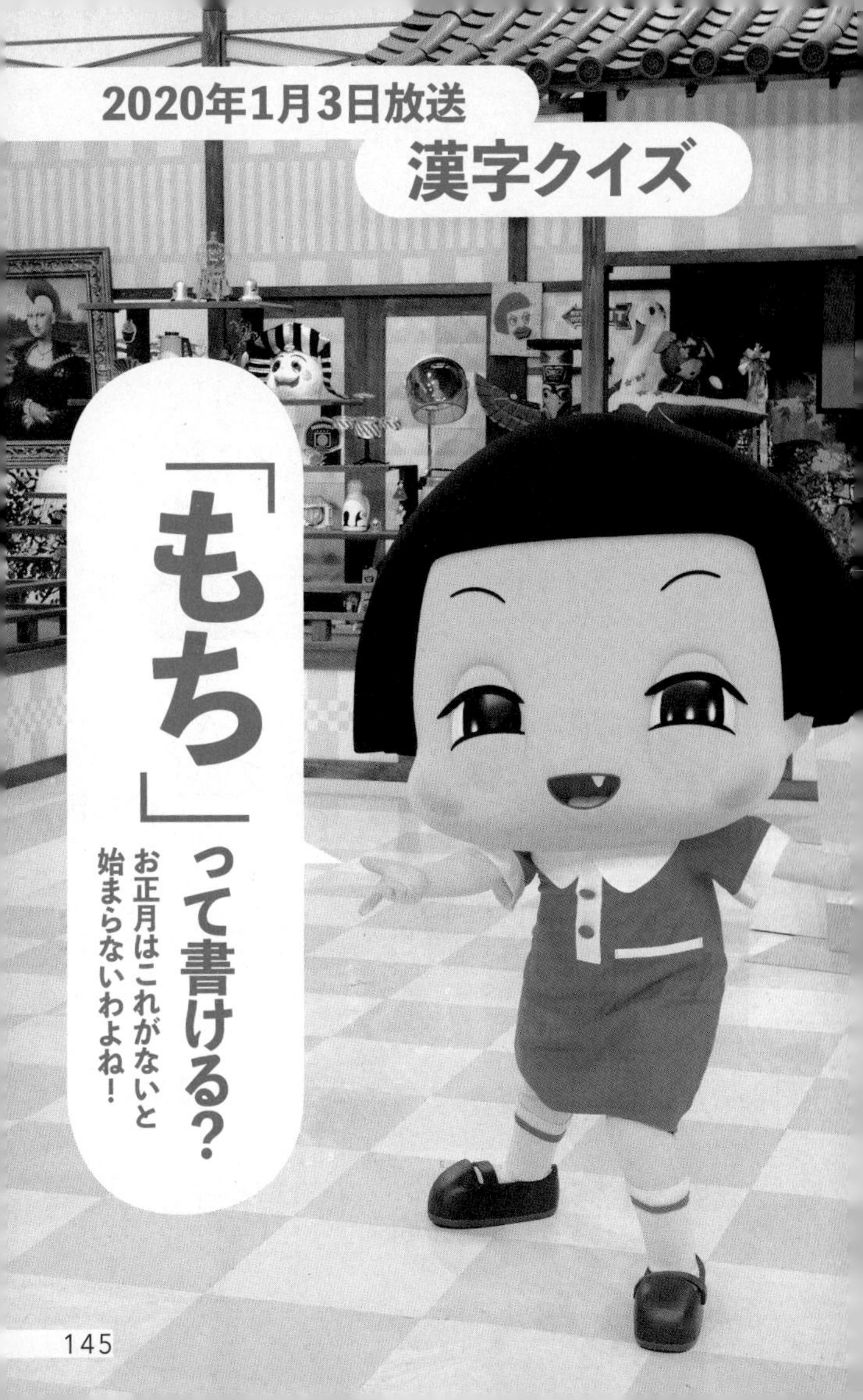

正解

餠

（「餅」も可）

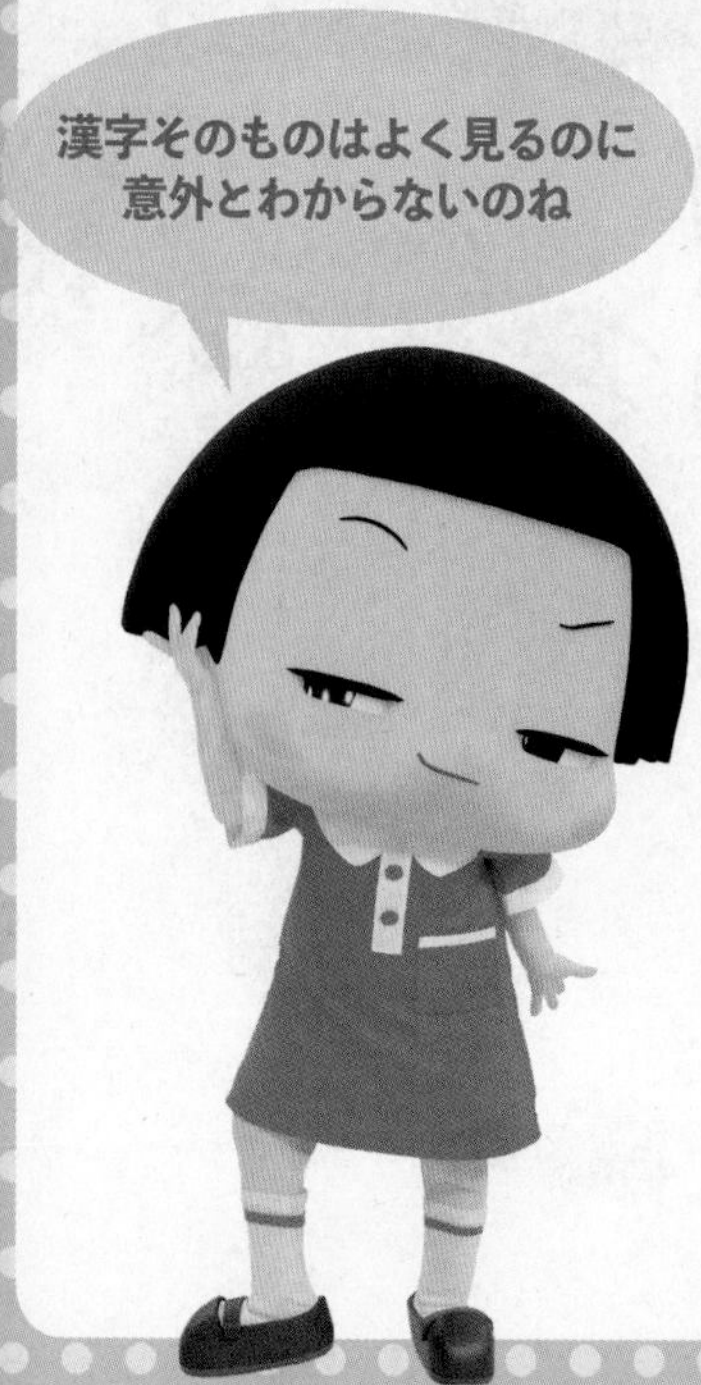
漢字そのものはよく見るのに
意外とわからないのね

誤答例

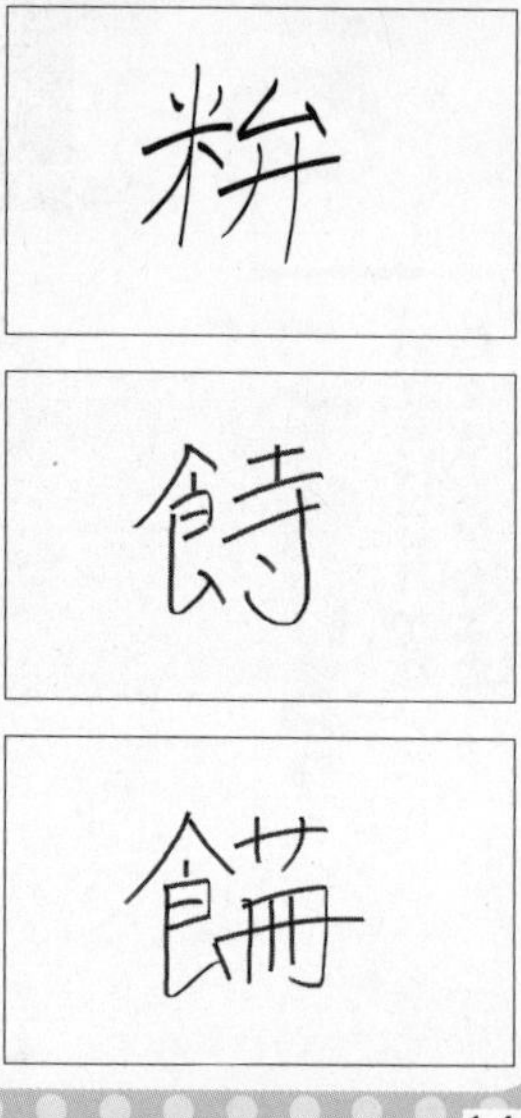

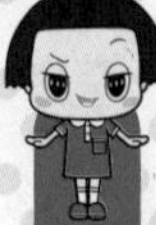

何が入る？「二字熟語穴埋めパズル問題」①

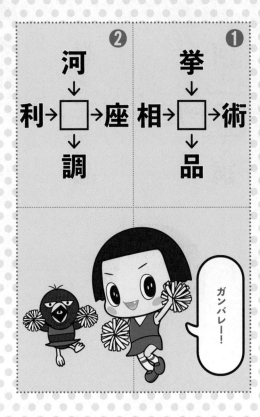

❶

挙
↓
相→□→術
↓
品

❷

河
↓
利→□→座
↓
調

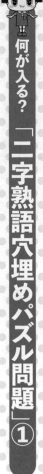

❶

挙
↓
相→手→術
↓
品

❷

河
↓
利→口→座
↓
調

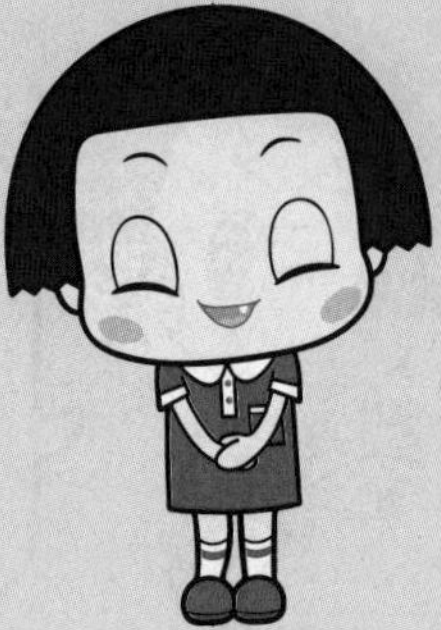

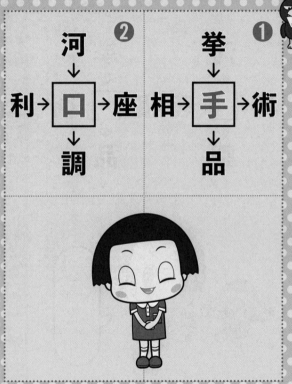

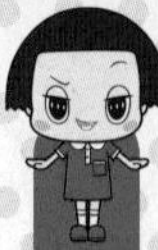

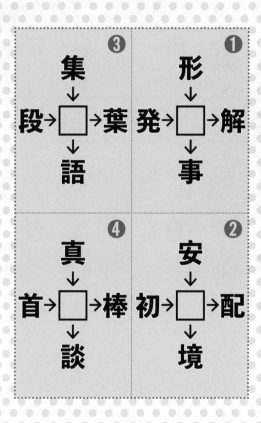

何が入る？「二字熟語穴埋めパズル問題」②

①

形
↓
発→□→解
↓
事

②

安
↓
初→□→配
↓
境

③

集
↓
段→□→葉
↓
語

④

真
↓
首→□→棒
↓
談

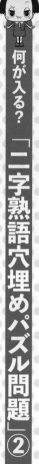

解答

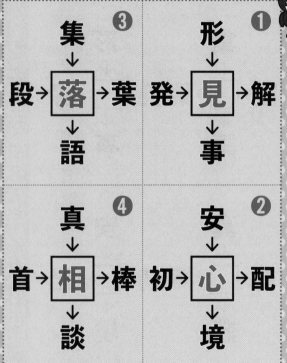

①

形 → **見** → 事（縦）

発 → **見** → 解（横）

②

安 → **心** → 境（縦）

初 → **心** → 配（横）

③

集 → **落** → 語（縦）

段 → **落** → 葉（横）

④

真 → **相** → 談（縦）

首 → **相** → 棒（横）

どんな字を書く？「同音異義語問題」①

❶
植物の生育をカンサツする
行政の不正をカンサツする

❷
幸せをツイキュウする
余罪をツイキュウする

❸
資本主義タイセイ
万全のタイセイで挑む

解答

❶ 観察

物事の状態を正確に把握しようと注意深く見ること

監察

監督し調査すること

❷ 追求

目的達成のため求め続けること

追及

責任・問題を責め立てること

❸ 体制

国家や社会の構造・様式

態勢

物事に対する身構え

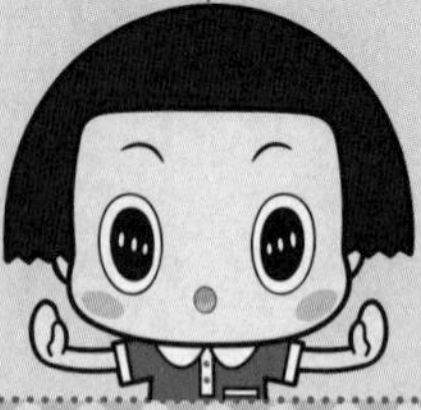

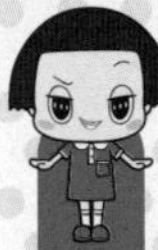

どんな字を書く？「同音異義語問題」②

❶ アンケートにカイトウする
問題のカイトウを記入する

❷ 品質をホショウする
安全ホショウ条約

❸ 相手からごコウイを受ける
密かにコウイを寄せる

解答

❶
回答 質問・相談などに答えること、またその答え
解答 問題を解いて答えを出すこと、またその答え

❷
保証 問題ないと請け合うこと
保障 障害がないよう保護すること

❸
厚意 思いやりの気持ち
好意 親しみや好ましく思う気持ち

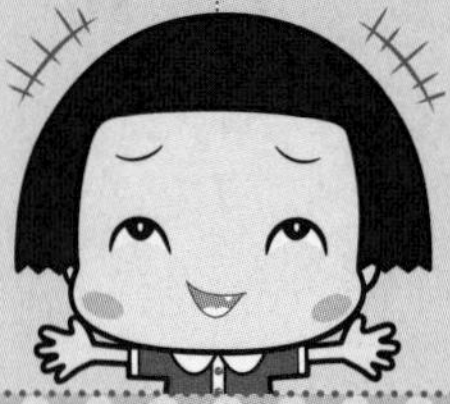

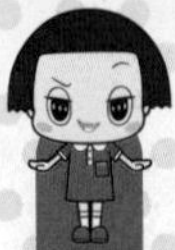

本当の名前は？

「正式名称問題」①

❶

短大

↓

短□大□

❷

空母

↓

□空母□

❸

卒論

↓

卒□論□

❹

特急

↓

特□急□

解答

1

短期大学

2年または3年で専門科目を集中的に学ぶ学校

2

航空母艦

航空機を搭載し、発着のための甲板などを備えた軍艦

3

卒業論文

大学を卒業するために提出する、研究成果をまとめた文書

4

特別急行

普通の急行より停車数の少ないバスや電車

本当の名前は？「正式名称問題」②

❶
万博
↓
万□博□□

❷
感無量
↓
感□無量

❸
演歌
↓
演□歌

❹
国体
↓
国□体□□□

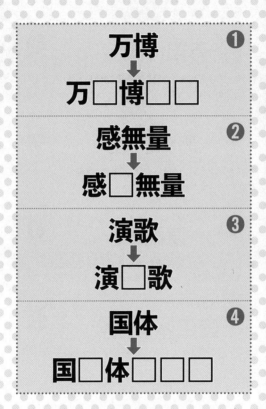

解答

1

万国博覧会

世界各国が参加する博覧会。2005年には愛知県が開催地になった

2

感慨無量

感慨がはかりしれないこと。「無量」は非常に多いという意味

3

演説歌

明治時代に自由民権運動の主義主張を歌ったもの。のちに政治色が薄くなった

4

国民体育大会

各都道府県が持ち回りで開催する、総合スポーツ大会

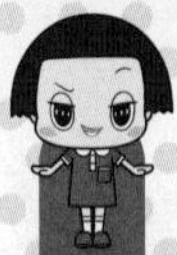

どんな漢字が入る？「類義語問題」①

❶ 心配　□安

❷ 慣例　風□

❸ 本気　真□

❹ 庶民　大□

❺ 豪放　大□

❻ 無視　黙□

解答

❶不安
安心できない様子、気がかりなさま

❷風習
その土地に伝わる生活や習わし、しきたり

❸真剣
冗談や遊びのない、本気の気持ち

❹大衆
多くの人。特に労働者や農民などの一般勤労階級を指す

❺大胆
肝っ玉が大きくて恐れを知らないこと

❻黙殺
無言のまま相手に取り合わないこと

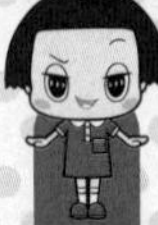

どんな漢字が入る？

「類義語問題」②

❶ 警戒□心

❷ 有数屈□

❸ 手紙□簡

❹ 尽力□走

❺ 誹謗□傷

❻ 成就達□

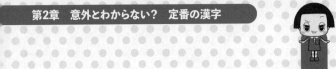

解答

❶ 用心
あらかじめ注意し、万が一に備えること

❷ 屈指
多くの中から指を折って数えあげられるぐらい優れていること

❸ 書簡
書状のこと。昔は短冊状の木に文字を書いた木簡が手紙代わり

❹ 奔走
物事がうまくいくよう、あちこち駆け回ること

❺ 中傷
悪口を言って他人を傷つけること

❻ 達成
目的を達し、成し遂げること

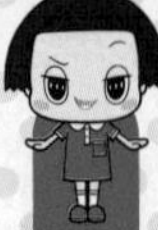

一文字入れて逆の言葉に！「対義語問題」①

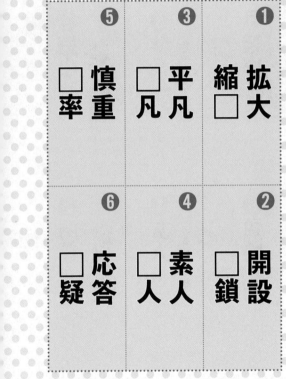

❶
拡大
縮□

❷
開設
□鎖

❸
平凡
□凡

❹
素人
□人

❺
慎重
□率

❻
応答
□疑

解答

❶縮小
物事のサイズや規模が、小さくなること。または小さくすること

❷閉鎖
出入り口を閉じたり、活動をやめたりすること

❸非凡
普通より特に優れていること。「凡」は一般的という意味

❹玄人
ある技芸に熟達した人。囲碁で上位が黒石をもつのが由来という説も

❺軽率
よく考えず行動すること。軽はずみなさま

❻質疑
疑いある部分を質問すること

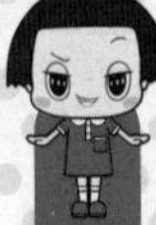

一文字入れて逆の言葉に！「対義語問題」②

① 抑制　□進

② 可決　□決

③ 真実　□偽

④ 深慮　□慮

⑤ 惨敗　快□

⑥ 私事　□務

解答

❶促進
物事がうまく進むよう促すこと

❷否決
会議の議案を不適当であると議決すること

❸虚偽
嘘、偽り。真実のように見せかけること

❹浅慮（せんりょ）
浅はかな考え。「慮」はあれこれ考えるという意味。「短慮」とも

❺快勝
一方的に相手を負かし、あっさりと勝利を収めること

❻公務
国や公共団体の業務。主に公務員の職務を指す

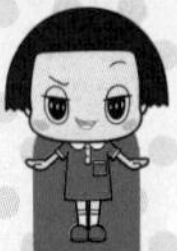

どの漢字が間違い？「四字熟語問題」①

① 案中模索

② 一綱打尽

③ 傍若武人

④ 四面楚家

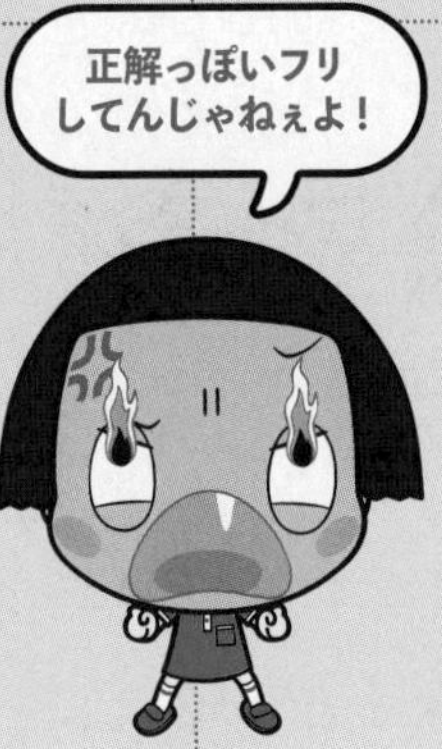

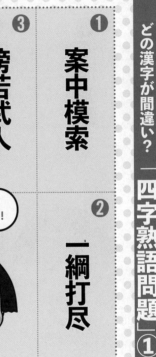

解答

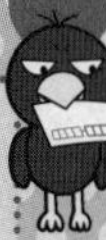

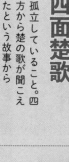

❶暗中模索

暗闇を手探りするように、手がかりのない物事を探し求めること

❷一網打尽

集団すべてを捕らえること。網を一回投げて魚を捕らえる様子から

❸傍若無人

そばに人がいないかのように、勝手気ままに振る舞うこと

❹四面楚歌

孤立していること。四方から楚の歌が聞こえたという故事から

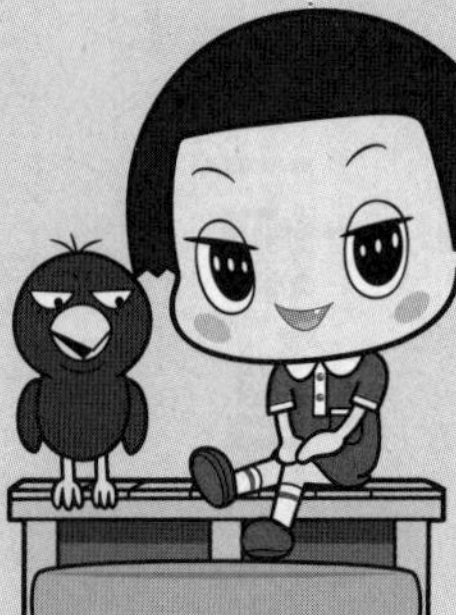

どの漢字が間違い？「四字熟語問題」②

❶ 異句同音

❷ 疑審暗鬼

❸ 五里夢中

❹ 厚顔無知

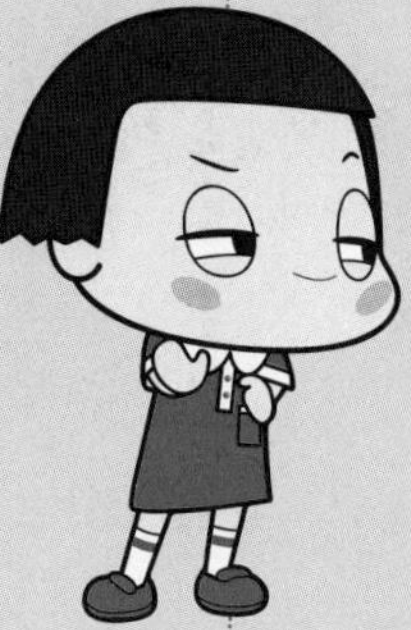

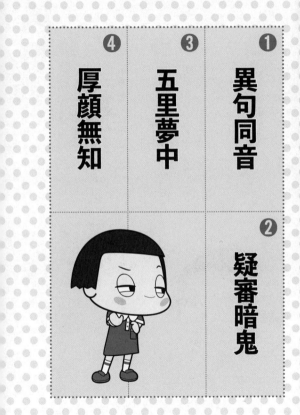

解答

①異口同音

全員が口を揃えて同じように言うこと。多くの意見が一致すること

②疑心暗鬼

疑い出すとなんでも疑うようになること。「疑心暗鬼を生ず」の略

③五里霧中

方針がまったく立たないこと。五里にわたる霧の中にいる様子から

④厚顔無恥

他人への態度が厚かましく、恥を知らない様子

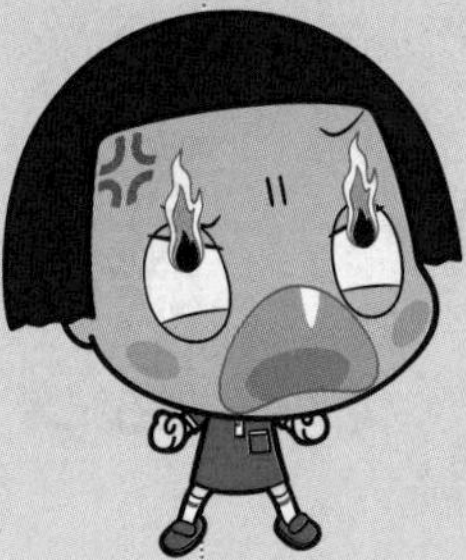

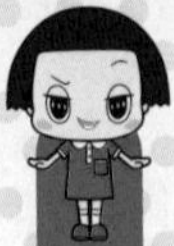

どの漢字が間違い？「四字熟語問題」③

① 才色兼美

② 内優外患

③ 羊頭苦肉

④ 興味深々

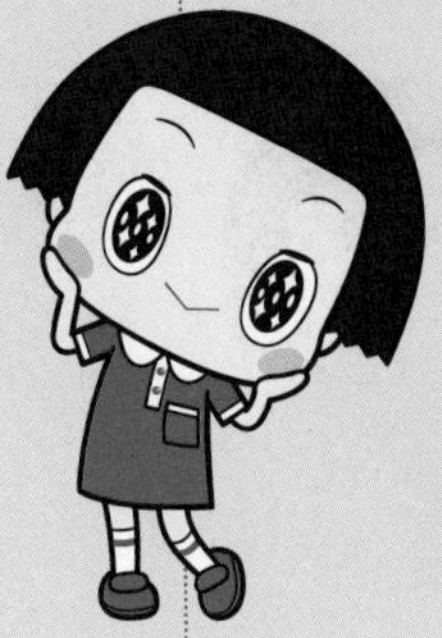

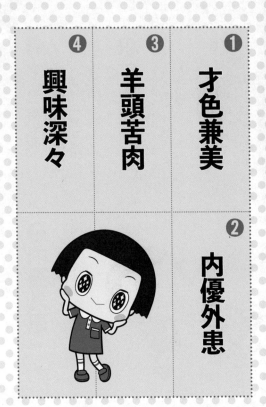

解答

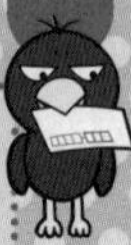

❶ 才色兼備

才色(才能・知恵と美しい容貌)を兼ね備えていること

❷ 内憂外患

国内の心配事と外国から受ける心配事

❸ 羊頭狗肉

犬の肉を羊に見せかけるように、外見は立派だが中身がないこと

❹ 興味津々

興味がひかれる様子。「津津」は絶えず湧き出る様子のこと

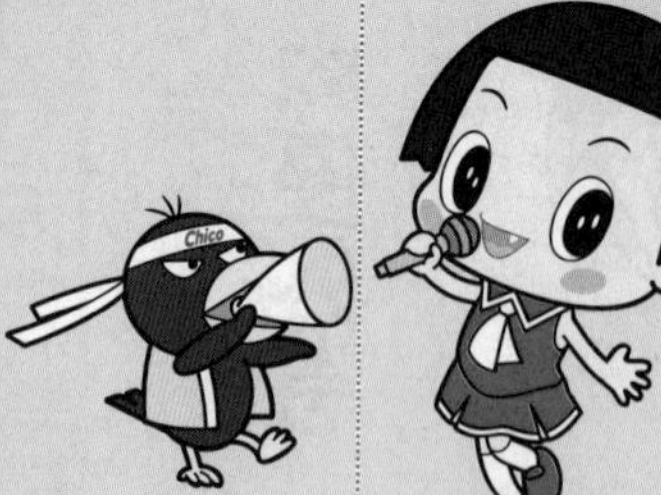

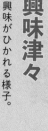

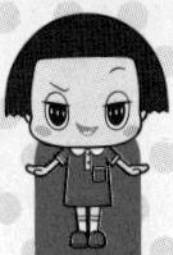

バラバラの漢字から言葉を生み出せ！「熟語問題」①

❶ 台 女 力 重

❷ 付 竹 日 立

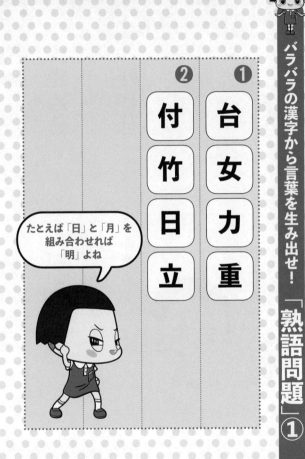

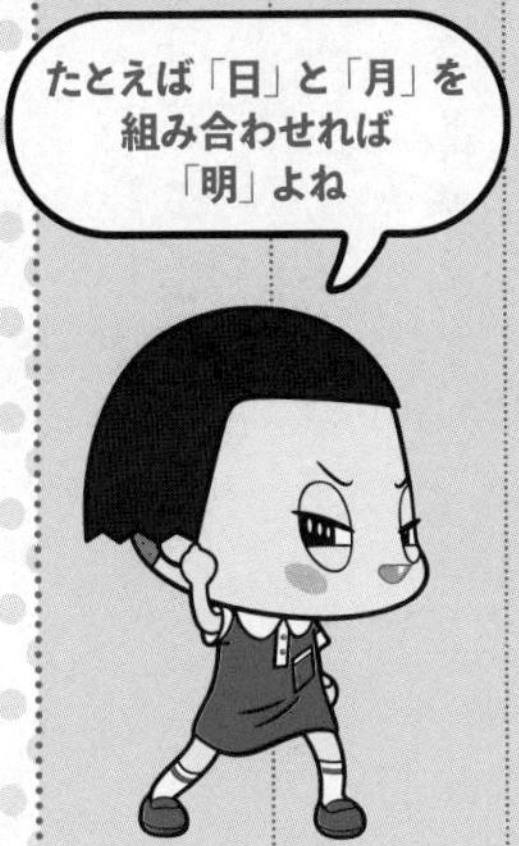
たとえば「日」と「月」を組み合わせれば「明」よね

解答

❶ 始動

動き始めること。機械などの運転を開始すること

❷ 音符

楽譜で音の高低や長短を表す記号

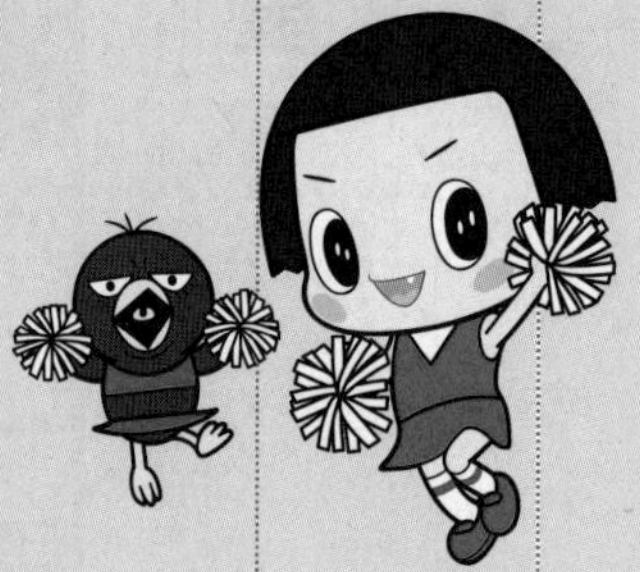

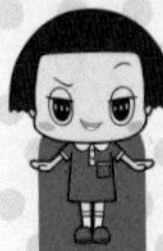

バラバラの漢字から言葉を生み出せ！「熟語問題」②

❶ 共　夕　田　口

❷ 十　言　充　糸

❸ 可　司　欠　言　可

❹ 立　口　未　心　日

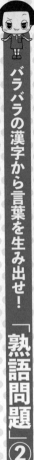

解答

❶異名
別名、あだ名のこと

❷統計
同じ種類のものを分類、整理して性質・状態などを数値で表すこと

❸歌詞
声楽曲、歌謡曲などの歌の文句。「うたことば」という読み方もある

❹意味
言葉や行為に込められた、内容や意図

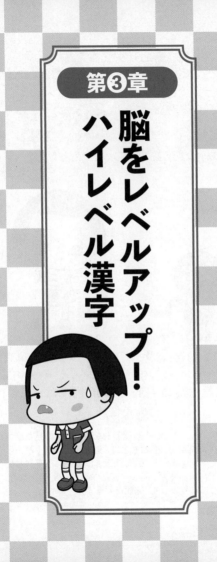

第③章

脳をレベルアップ！
ハイレベル漢字

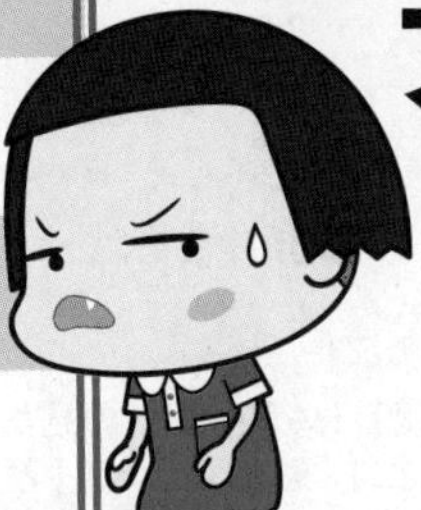

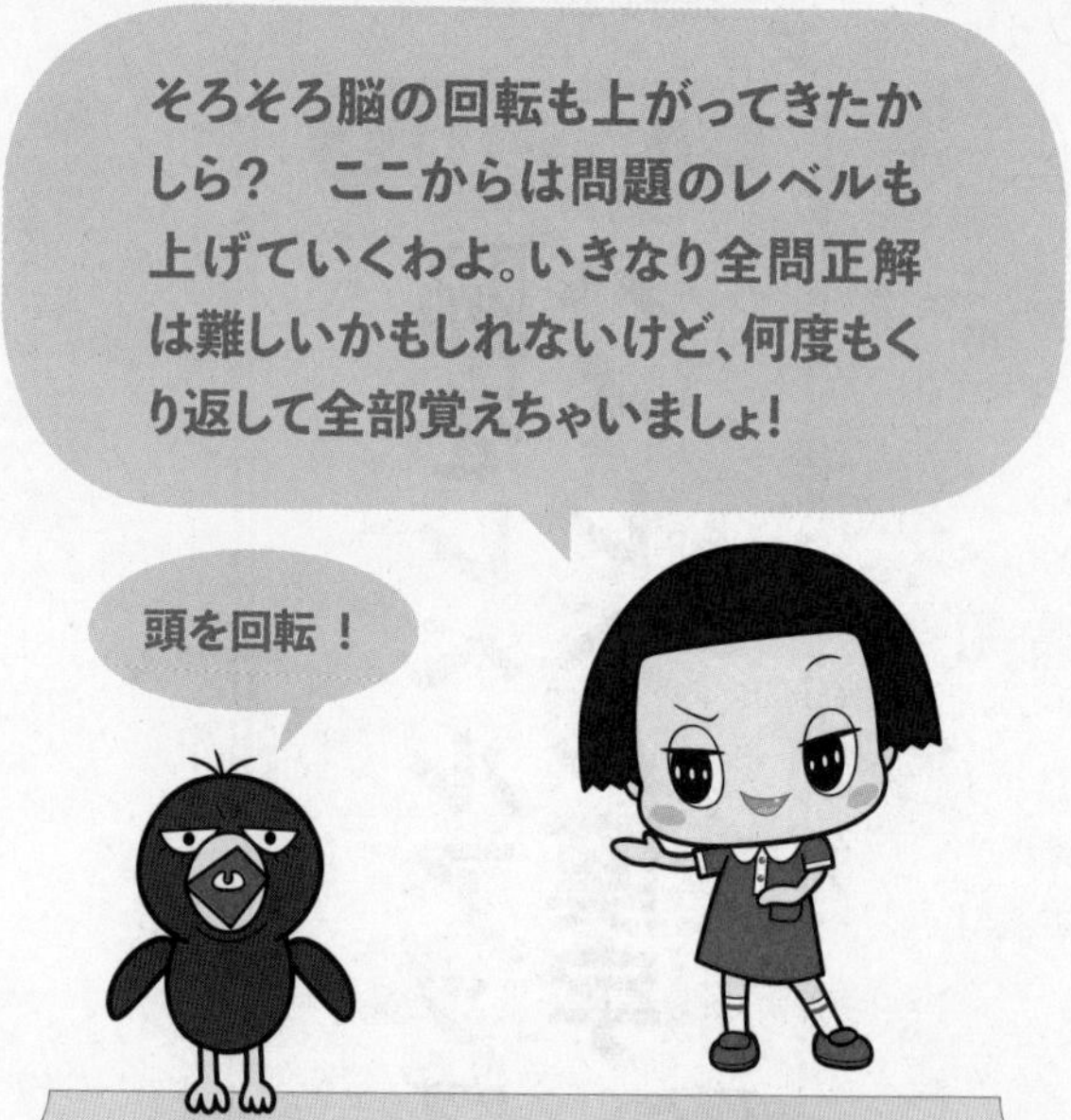
そろそろ脳の回転も上がってきたかしら？　ここからは問題のレベルも上げていくわよ。いきなり全問正解は難しいかもしれないけど、何度もくり返して全部覚えちゃいましょ！
頭を回転！

チコちゃんは知っている、漢字の豆知識

漢字の「四」の本当の意味は

「人が吐く息」

数字の「三」の次にくる「四」は、開けた口の見た目からできた漢字で、もともとは「息を吐く状態」という意味です。昔は「三」の次は「亖（し）」という漢字が使われていましたが、同じ発音だからと「四」が使われるようになりました（諸説あります）

2019年3月1日放送

漢字クイズ

「そうじ」って書ける？

部屋が散らかってたらわからないかも？

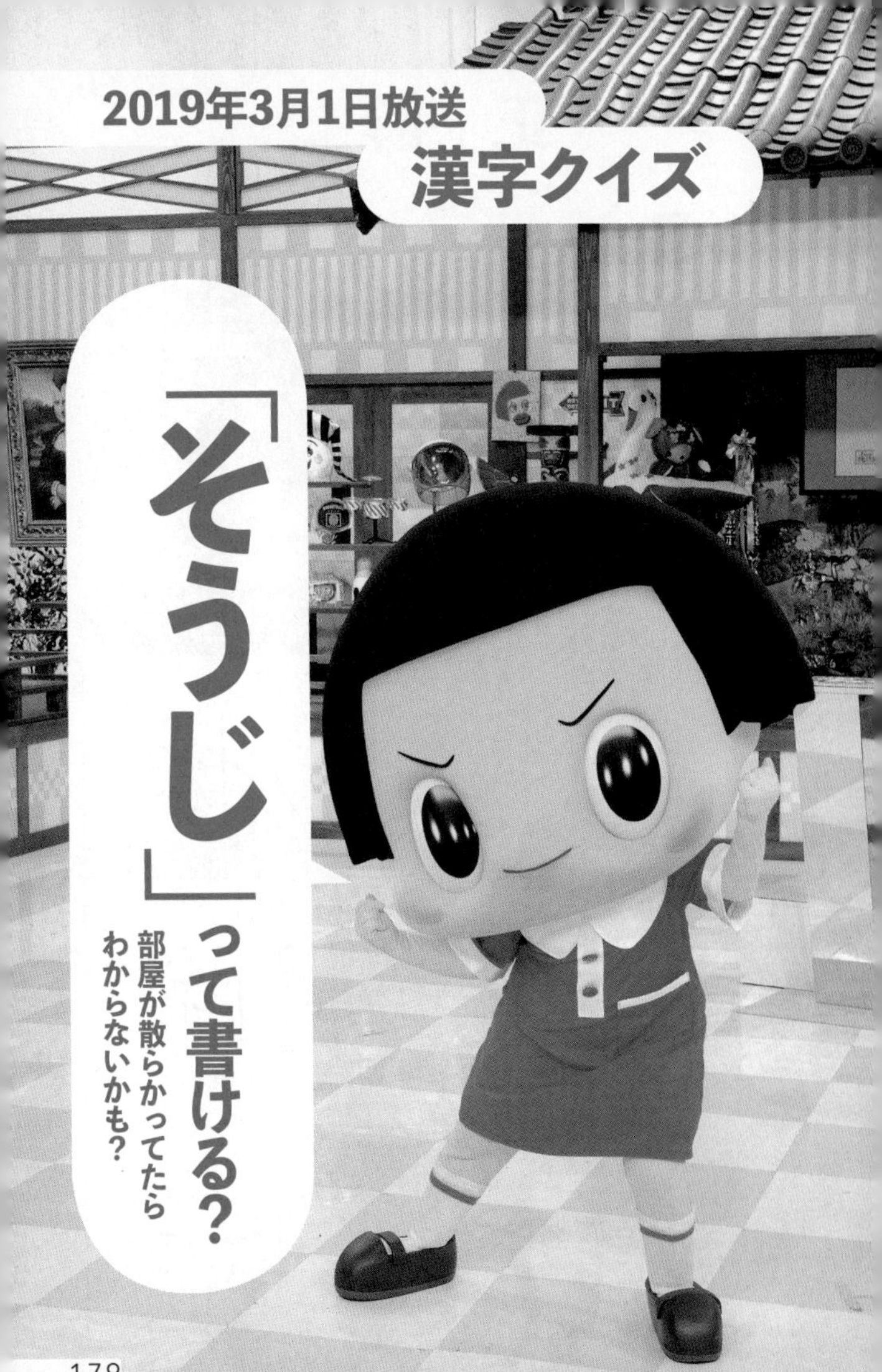

正　解

掃除

ホウキで「掃」いて
ゴミを取り「除」くと
覚えましょ！

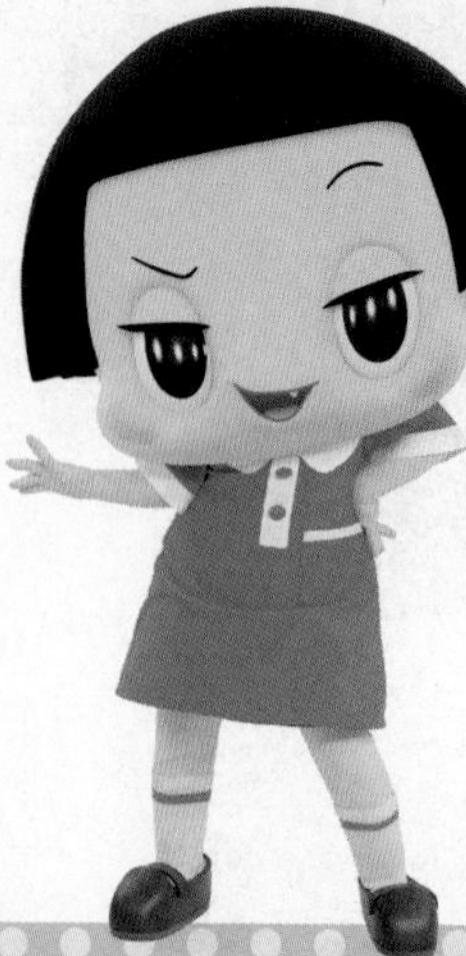

誤答例

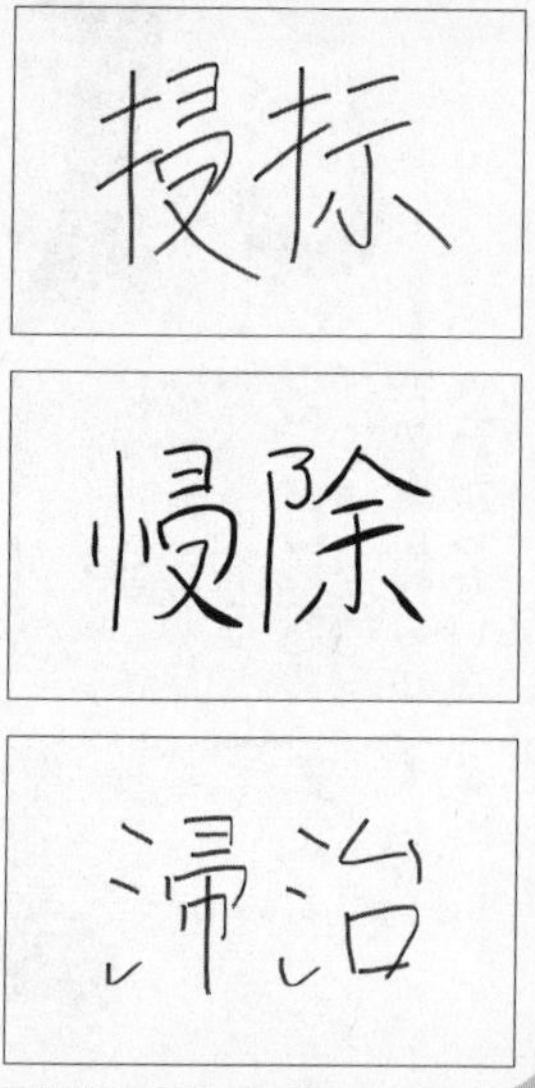

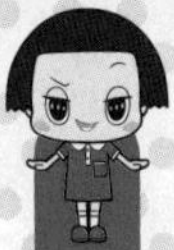

ハイレベル漢字を読んで脳を活性化！「道具」①

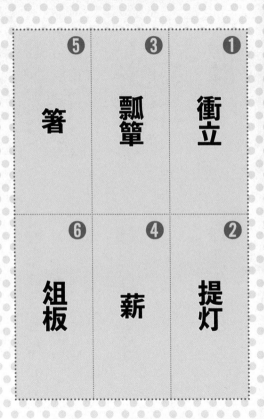

❶ 衝立

❷ 提灯

❸ 瓢箪

❹ 薪

❺ 箸

❻ 俎板

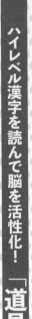

解答

① ついたて

室内などに立てて、仕切りや目隠しにする家具

② ちょうちん

照明具の一種。割り竹の骨組みに紙を張り、中に蠟燭を立てたもの

③ ひょうたん

植物を乾燥させて作った器。主に酒や水を入れるのに使う

④ たきぎ（まき）

暖炉などにくべて、暖をとったり燃料にしたりする木

⑤ はし

中国や日本などの食事の際、食べ物を挟み取るのに用いる2本の棒

⑥ まないた

食材を切る際、台として用いる板。「俎」だけでも「まないた」と読む

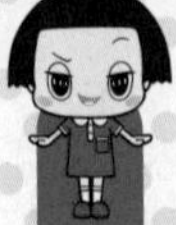

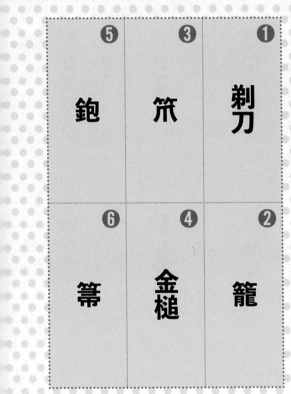

ハイレベル漢字を読んで脳を活性化！「道具」②

❶ 剃刀

❷ 籠

❸ 笊

❹ 金槌

❺ 鉋

❻ 箒

❶かみそり

髪や髭を剃る際に使う刃物。転じて判断の素早い人のたとえ

❷かご

竹や針金など、細いものを編んだり組んだりして作った入れ物

❸ざる

細くした竹やプラスチックなどで編み、丸く窪んだ形にした道具

❹かなづち

釘を打つ際に使う、金属製のつち。泳げない人を指すことも

❺かんな

材木の表面を削り、平らにするための大工道具

❻ほうき

塵や埃を掃き寄せるための道具。羽箒や草箒、竹箒などがある

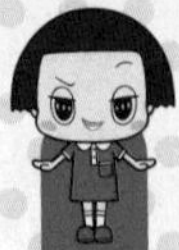

ハイレベル漢字を読んで脳を活性化！「道具」③

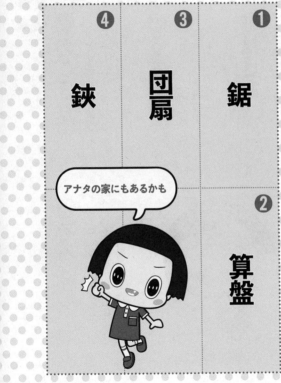

①
鋸

②
算盤

③
団扇

④
鋏

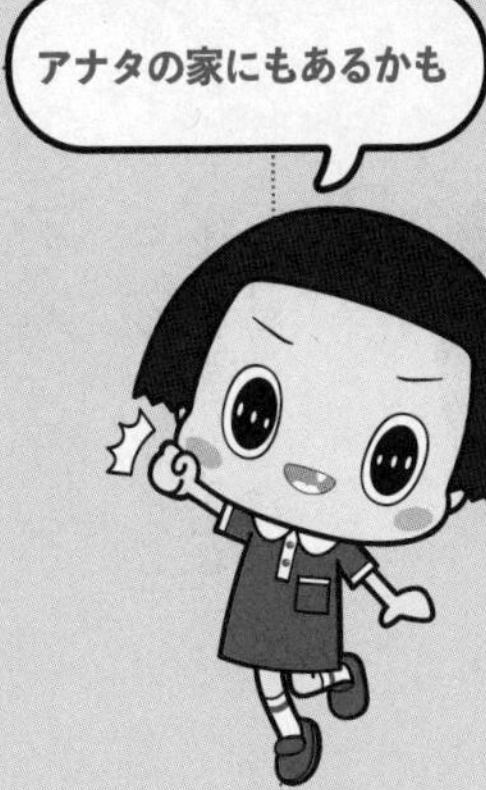

解答

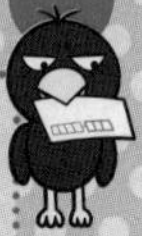

①のこぎり

ギザギザとした刃がついた工具。木材などを切断する際に用いる

②そろばん

縦に並んだ珠（たま）を上下に動かして計算する、計算器の一種

③うちわ

竹などの骨組みに紙や布を張った、風を起こす道具

④はさみ

二枚の刃で挟み切る道具。主に紙に対して使う

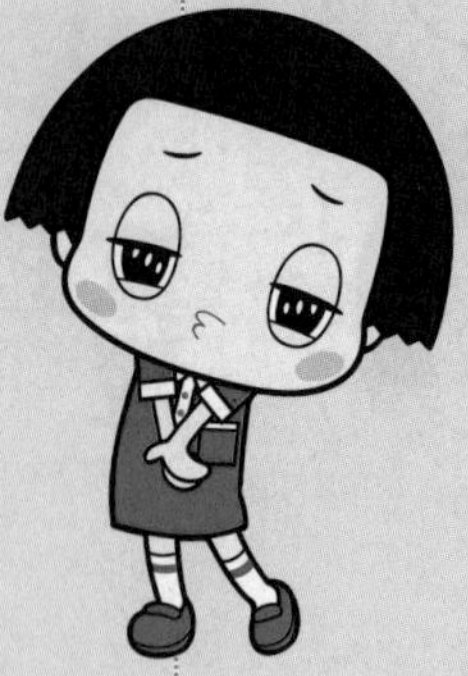

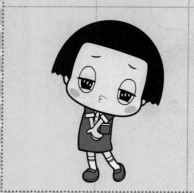

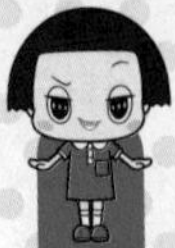

ハイレベル漢字を読んで脳を活性化！「道具」④

① 松明	③ 抽斗	⑤ 蒸籠
② 出納簿	④ 硯	⑥ 煙管

解答

❶たいまつ

松や竹、枯れ草などに火をつけて照明としたもの

❷すいとうぼ

金銭や物品の出し入れを、日時などとともに記録する帳簿

❸ひきだし

机などに取りつけ、抜き差しできるようにした収納用の箱

❹すずり

墨を水ですりおろす際に用いる、石や瓦でできた道具

❺せいろ

竹などを編んで作った、蒸し料理用の調理器具。「せいろう」とも

❻きせる

刻みたばこを吸う際に用いる、管状の道具

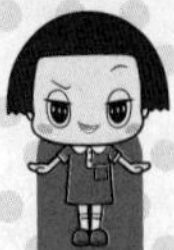

ハイレベル漢字を読んで脳を活性化！「道具」⑤

①
釦

②
燐寸

③
竃

④
簾

⑤
湯湯婆

⑥
円規

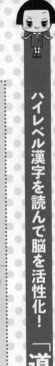

解答

❶ぼたん

衣服などにつけられる留め具。また、機械を作動させるための部位

❷まっち

木の先端に、発火性の薬剤を塗布した発火具

❸かまど

鍋や釜などを載せ、下で火をたくことで煮炊きする設備

❹すだれ

細く割った竹などを糸で編み、垂らしたもの。日光を遮る際に用いる

❺ゆたんぽ

暖房具の一種。中にお湯を入れて、足や体を温める

❻こんぱす

製図用具の一種で、円を描く際に使用する

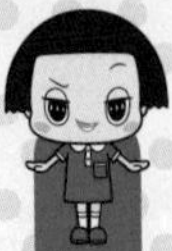

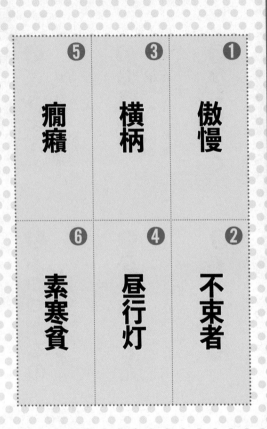

ハイレベル漢字を読んで脳を活性化！
「性格・態度・人柄」①

❶ 傲慢

❷ 不束者

❸ 横柄

❹ 昼行灯

❺ 癇癪

❻ 素寒貧

解答

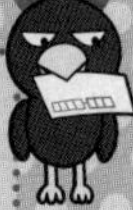

❶ごうまん

驕(おご)り高ぶって他者を見下し、失礼な態度をとること

❷ふつつかもの

行き届かない人。不調法者。自身や身内をへりくだる際に使う言葉

❸おうへい

偉そうにしていること。またそうした態度

❹ひるあんどん

ぼんやりしている人、役に立たない人。昼に火を灯す行灯が由来

❺かんしゃく

ちょっとしたことで怒りやすい性質。また、その発作

❻すかんぴん

きわめて貧乏で、何ももっていないこと。そうした状態にある人

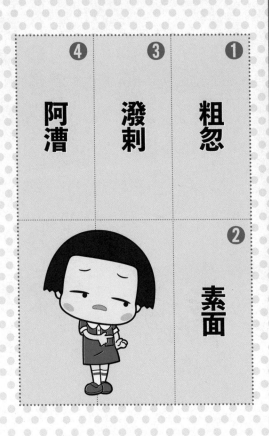

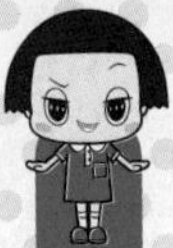

ハイレベル漢字を読んで脳を活性化！「性格・態度・人柄」②

❶ 粗忽

❷ 素面

❸ 潑剌

❹ 阿漕

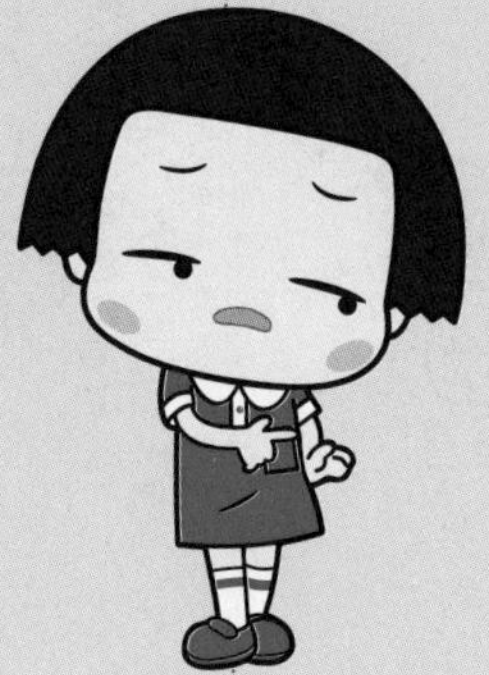

解答

❶そこつ

軽はずみで不注意なこと。そそっかしいこと。それによる失敗

❷しらふ

お酒を飲んで酔っ払っていない、普通の状態・態度

❸はつらつ

動きや表情が生き生きしていて、元気があふれている様子

❹あこぎ

貪欲で図々しい。漁夫が禁漁地に何度も船を漕いで行ったことから

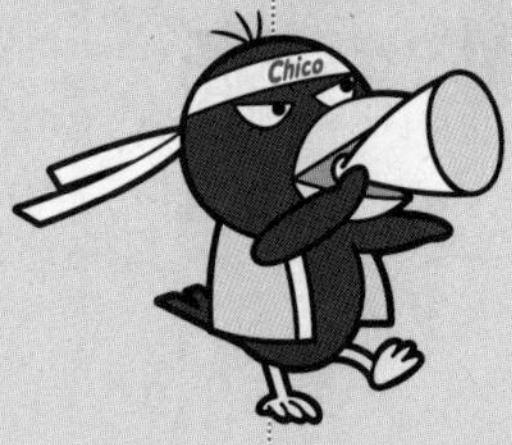

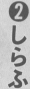

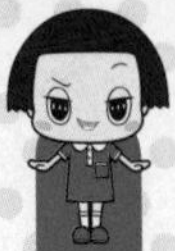

ハイレベル漢字を読んで脳を活性化！「性格・態度・人柄」③

①迂闊

②狡猾

③華奢

④別嬪

⑤面映い

⑥強面

解答

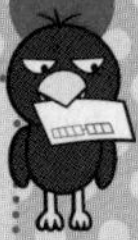

❶ うかつ

注意の足りないさま。事情にうといさま

❷ こうかつ

ずるがしこくて悪知恵が働くさま。「狡い」は「ずるい」と読む

❸ きゃしゃ

上品で美しいのと同時に、か細く弱々しく感じられるさま

❹ べっぴん

格段に美しいこと。主に女性に対して使われる

❺ おもはゆい

「顔を合わせるのがまぶしい」から転じて恥ずかしい、照れくさい

❻ こわもて

相手を威嚇するような、恐ろしい顔つき、または態度のこと

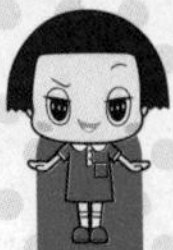

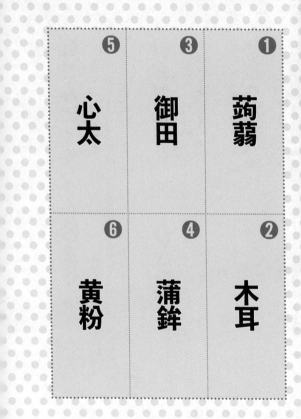

ハイレベル漢字を読んで脳を活性化！「食べ物・飲み物」①

❶ 蒟蒻

❷ 木耳

❸ 御田

❹ 蒲鉾

❺ 心太

❻ 黄粉

解答

❶こんにゃく

サトイモ科の多年草。またはその球茎から作られる食べ物

❷きくらげ

濃い茶褐色でゼラチン質のきのこ。ラーメンの具などに使われる

❸おでん

蒟蒻や芋、はんぺんなどを煮込んだ料理

❹かまぼこ

白身の魚をすりつぶし、蒸したり焼いたりした食品

❺ところてん

テングサを煮とかして型に流し込み冷却・凝固させた食品

❻きなこ

大豆を炒って粉状にした食品。砂糖を混ぜて、餅や団子にかける

ハイレベル漢字を読んで脳を活性化！「食べ物・飲み物」②

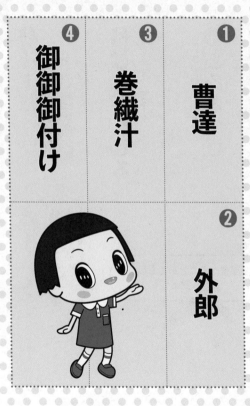

① 曹達

② 外郎

③ 巻繊汁

④ 御御御付け

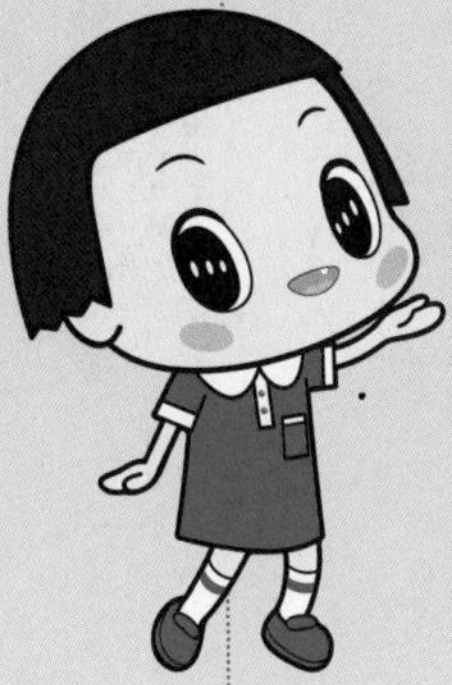

解答

❶ そーだ

ミネラル分と炭酸ガスを含有した飲料。炭酸水。ソーダ水

❷ ういろう

和菓子の一種。米の粉や砂糖、葛粉などを混ぜて蒸したもの

❸ けんちんじる

豆腐と千切りにした野菜を油で炒め、それを具としたすまし汁

❹ おみおつけ

味噌汁の丁寧な言い方。「料亭の御御御付けをいただく」

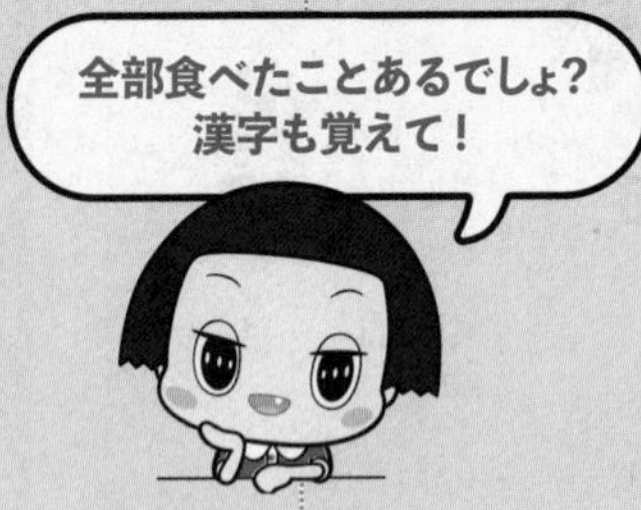

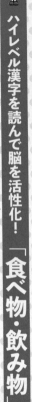

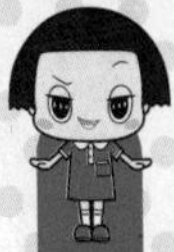

ハイレベル漢字を読んで脳を活性化！「食べ物・飲み物」③

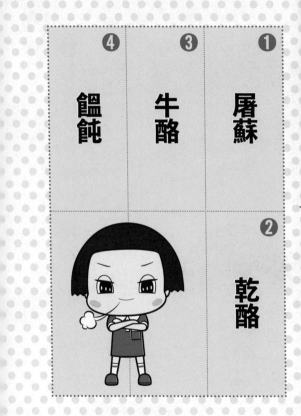

① 屠蘇

② 乾酪

③ 牛酪

④ 饂飩

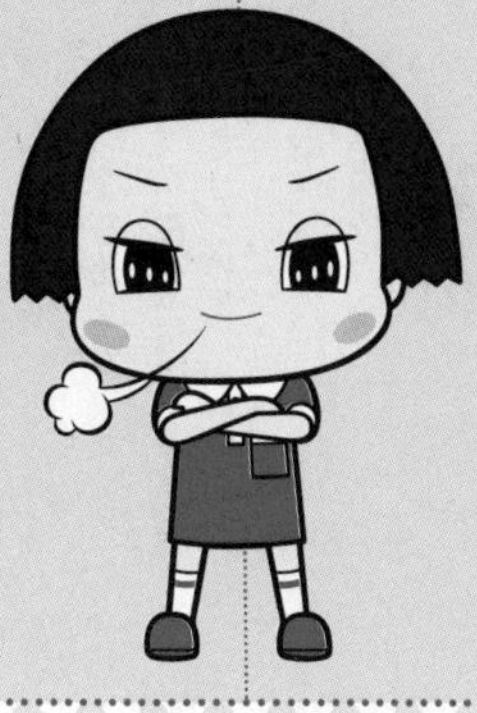

解答

① とそ

正月の祝儀として飲む縁起物の酒。またはその風習。おとそ

② ちーず

動物の乳に酵素を加えて分離・凝固させ、発酵させた食品

③ ばたー

牛乳から分離させた脂肪分を練って固めた食品。パンなどに塗る

④ うどん

小麦粉に塩水を加えて練ったものを薄くのばし、細切りにした麺類

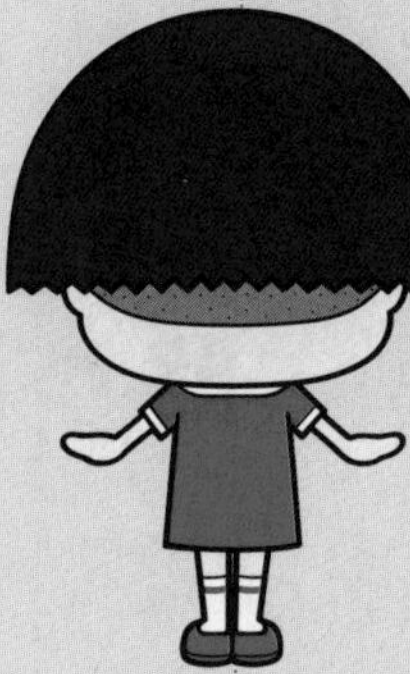

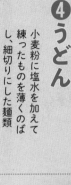

ハイレベル漢字を読んで脳を活性化！「体に関する言葉」①

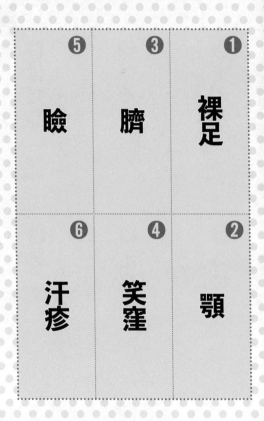

❶ 裸足

❷ 顎

❸ 臍

❹ 笑窪

❺ 瞼

❻ 汗疹

解答

①はだし

足に靴や靴下、足袋などを履いていないこと。素足

③へそ

おなかの真ん中にあるへこみ。「ほぞ」とも読む

⑤まぶた

眼球を覆う皮膚の部分。「目蓋」という書き方もある

②あご

「あぎと」とも。口の上下にあって、食事や声を出す際に用いる部位

④えくぼ

笑ったとき、頬にできる小さな窪み。「靨」とも書く

⑥あせも

汗をかくことで皮膚にできる、赤く小さな吹き出物

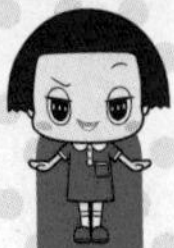

ハイレベル漢字を読んで脳を活性化！「体に関する言葉」②

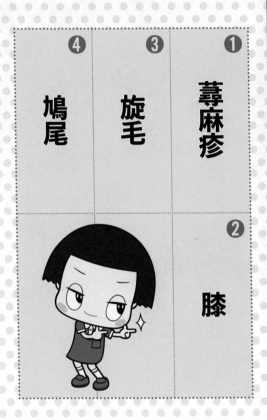

① 蕁麻疹

② 膝

③ 旋毛

④ 鳩尾

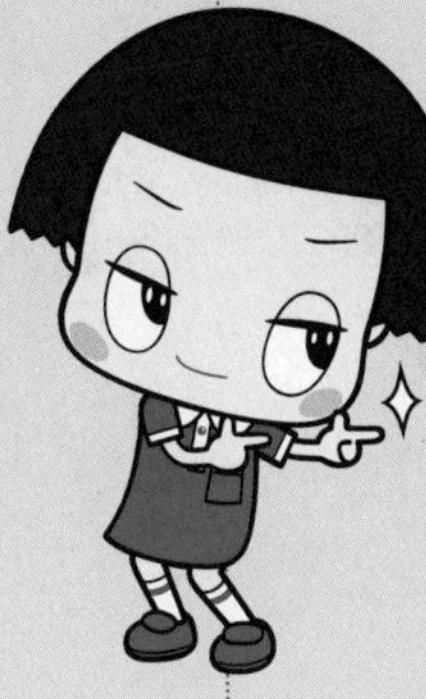

解答

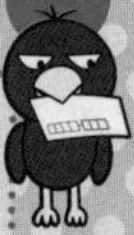

❶じんましん

皮膚がかゆくなり、赤く腫れることがある病気の一種

❷ひざ

ももとすねの境にある関節のうち、前面の部分

❸つむじ

渦のように巻いている、人間の頭頂部の毛

❹みぞおち

胸骨の下にある、窪んだ部分。「みずおち」とも読む

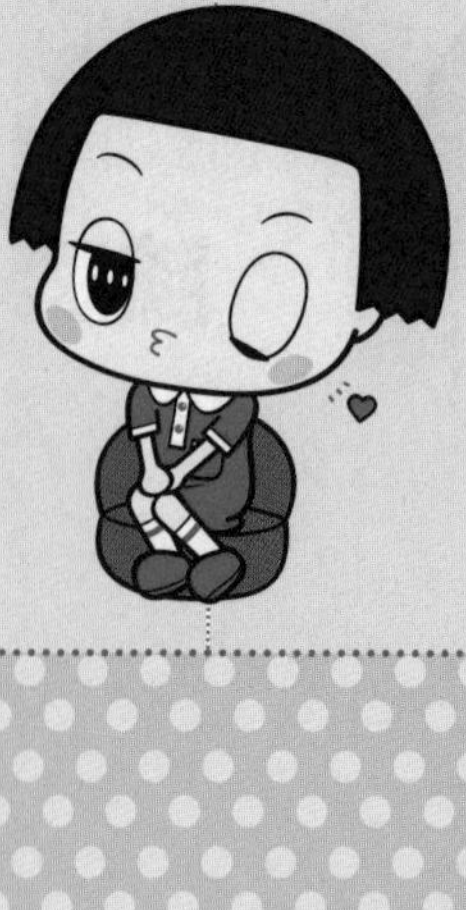

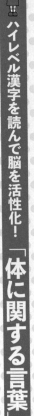

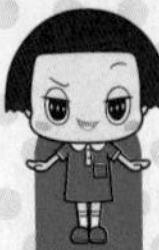

ハイレベル漢字を読んで脳を活性化！「体に関する言葉」③

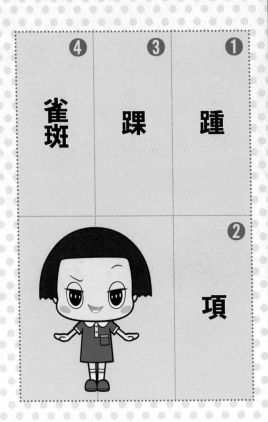

❶ 踵

❷ 項

❸ 踝

❹ 雀斑

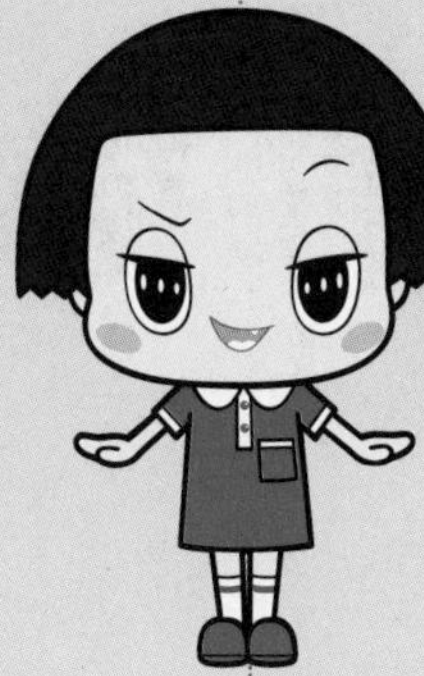

解答

❶かかと

足の裏の後部。「きびす」とも。履物の裏の後部に対しても使う

❷うなじ

首の後ろの部分。首筋。襟首

❸くるぶし

足首の関節の両側にある、出っ張っている骨のこと

❹そばかす

「じゃくはん」とも読む。人の顔にできる、茶褐色の斑点のこと

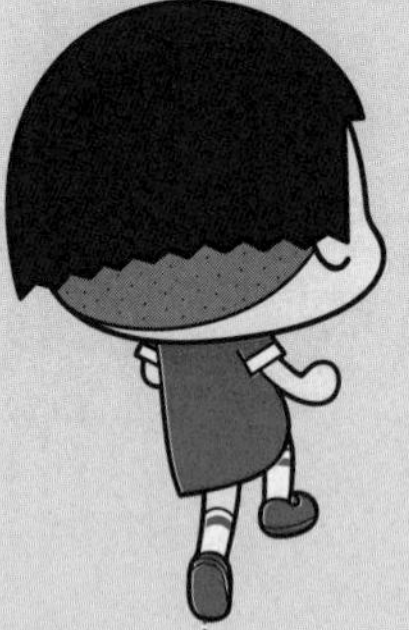

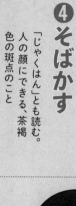

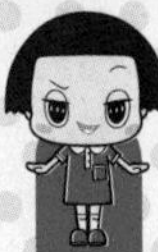

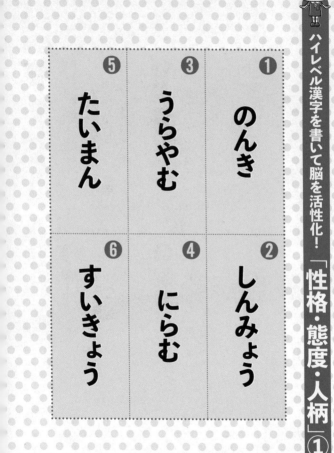

ハイレベル漢字を書いて脳を活性化！

「性格・態度・人柄」①

❶ のんき

❷ しんみょう

❸ うらやむ

❹ にらむ

❺ たいまん

❻ すいきょう

①呑気（暢気）

性格がのんびりしていること。心配がないさま。気が長いさま

②神妙

普段と違って相手に逆らわず、素直でおとなしい様子

③羨む

優れたものを見て、自分もそうありたいと願うこと

④睨む

鋭い目つきでじっと見つめること。見当をつけること

⑤怠慢

やるべきことがあるのに、なまけおこたること。だらしないさま

⑥酔狂

人とは違う変わった物事を好むこと。物好き

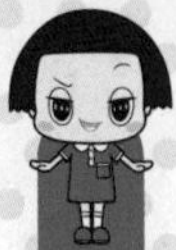

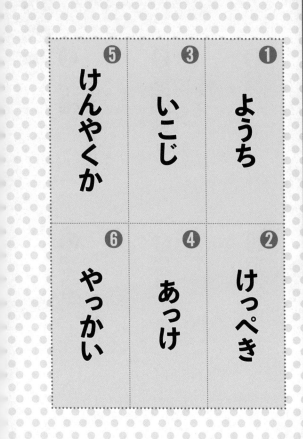

ハイレベル漢字を書いて脳を活性化！「性格・態度・人柄」②

❶ ようち

❷ けっぺき

❸ いこじ

❹ あっけ

❺ けんやくか

❻ やっかい

解答

① 幼稚

年齢が幼いこと。また、考え方や技術が未熟でつたないこと

② 潔癖

不潔や不正を極端に嫌うこと。またそうした性質や性格

③ 意固地

自分の主張を通そうとし続ける態度。「依怙地」とも

④ 呆気

驚いてあきれた様子。ぼんやりとした様子

⑤ 倹約家

物や金をうまくやりくりして、効率よく暮らす人のこと

⑥ 厄介

わずらわしいこと。手のかかるさま

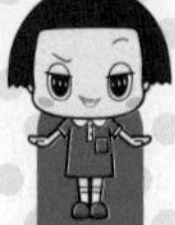

ハイレベル漢字を書いて脳を活性化！

「性格・態度・人柄」③

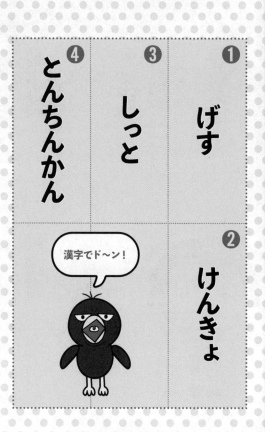

❶ げす

❷ けんきょ

❸ しっと

❹ とんちんかん

解答

① 下衆

「下種」とも。品性のいやしいこと。また、その人

② 謙虚

自分の能力や才能を誇らず、相手を重んじて対応する様子

③ 嫉妬

自分より優れていたり、恵まれていることをねたみそねむこと

④ 頓珍漢

つじつまの合わないこと。また、とんまなことや、そういう人

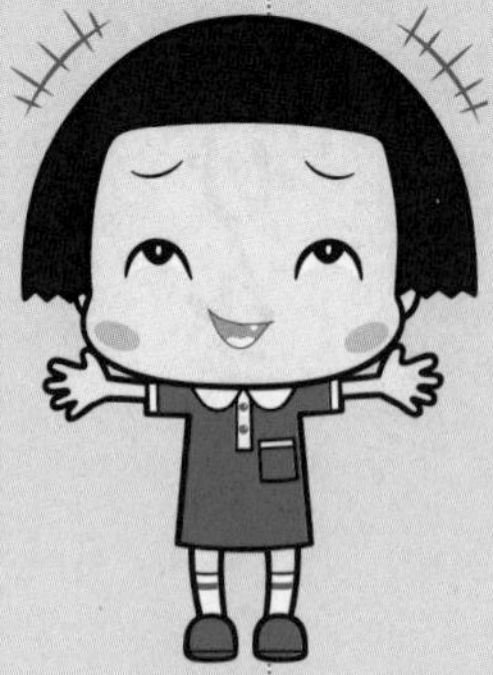

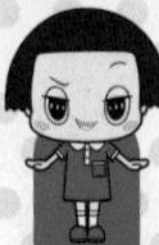

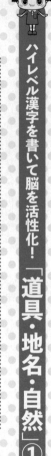

ハイレベル漢字を書いて脳を活性化！

「道具・地名・自然」①

❶ ちゃわん

❷ すいそう

❸ つまようじ

❹ のれん

❺ ぼくじゅう

❻ つらら

解答

❶茶碗

湯茶を注いだり、飯を盛ったりするための器。主に陶磁器を指す

❷水槽

魚などを飼育するために、水を溜めておくための容器

❸爪楊枝

食べ物に刺して口に運んだり、歯に挟まったものを除く小型の道具

❹暖簾

軒先に張って下げられ、日除けや看板としての役割を果たす布

❺墨汁

墨を水にすり溶かした黒い汁。書道などに用いる墨色の液体

❻氷柱

岩角などから滴り落ちる水が氷結し、棒状に垂れ下がったもの

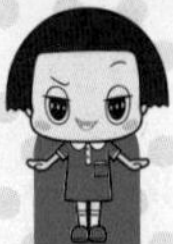

❶ せっけん

❷ ちゃぶだい

❸ こはん

❹ どうとんぼり

❺ びわこ

❻ しょうにゅうどう

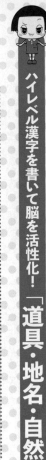

解答

① 石鹸

手や体を洗う際に用いられる、汚れ落としの洗浄剤。シャボン

② 卓袱台

かつて日本で一般的だった四本脚の低い食事用座卓

③ 湖畔

湖の近く。ほとり。「畔」は「あぜ」と読み、少し小高い所の意味

④ 道頓堀

大阪市中央区にある町。動く蟹の看板がある繁華街で有名

⑤ 琵琶湖

滋賀県中央部に位置する、日本最大の面積と貯水量を誇る湖

⑥ 鍾乳洞

石灰岩地が雨水や地下水に浸食されてできた空洞

ハイレベル漢字を書いて脳を活性化！

「食べ物・飲み物・調味料」①

❶ あずき

❷ のり

❸ しゅうまい

❹ はるさめ

❺ まっちゃ

❻ みそ

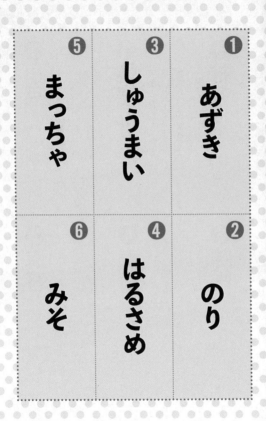

解答

❶ 小豆

マメ科の一年草。小さく暗赤色の種子は、和菓子などに用いられる

❷ 海苔

紅藻類・藍藻類の食用海藻。また、それらをすいて干した食品

❸ 焼売

挽肉や野菜を混ぜた餡を、小麦粉の皮で包み蒸した中国料理

❹ 春雨

でんぷんから作った、透明な麺状の食品

❺ 抹茶

乾燥させた茶の新芽を臼でひいた粉末。また、それを溶いた飲み物

❻ 味噌

大豆に麹と塩を混ぜて発酵させた調味料。赤味噌や白味噌がある

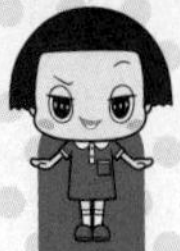

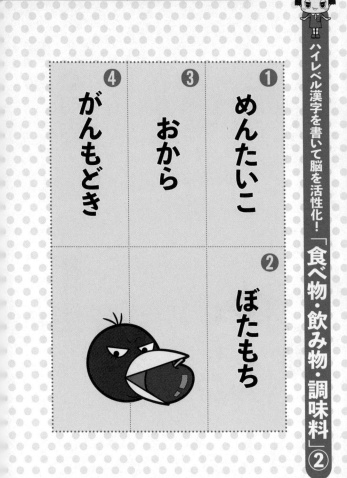

ハイレベル漢字を書いて脳を活性化！「食べ物・飲み物・調味料」②

❶ めんたいこ

❷ ぼたもち

❸ おから

❹ がんもどき

解答

❶明太子

スケトウダラの卵巣を塩漬けし、唐辛子などで味をつけた食品

❷牡丹餅

餅米にうるち米を混ぜて炊き、小豆餡、黄粉などをつけた食べ物

❸雪花菜

豆腐を作るときに出る絞りかす。「きらず」とも読む

❹雁擬き

豆腐に昆布などを加え揚げた食品

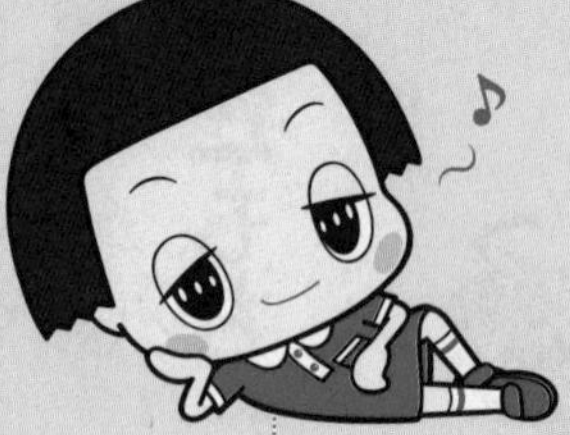

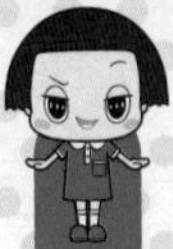

ハイレベル漢字を書いて脳を活性化！「食べ物・飲み物・調味料」③

① こーひー

② ぬか

③ わさび

④ しょうゆ

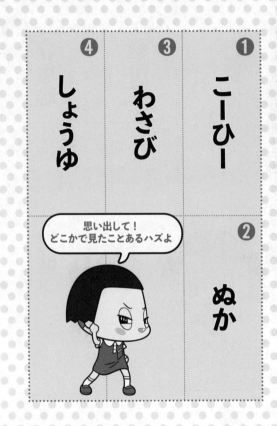

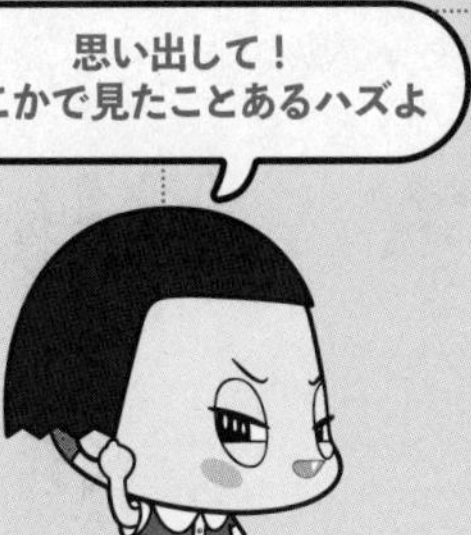
思い出して！
どこかで見たことあるハズよ

解答

① 珈琲

コーヒー豆を煎ってひき、湯で浸出した褐色の飲み物

② 糠

穀物を精白した際に残る果皮、種皮、胚芽などの混合物

③ 山葵

アブラナ科の多年草。強い刺激性のある香味が特徴

④ 醤油

豆と小麦で造った麹と食塩水を原料として醸造する黒茶色の調味料

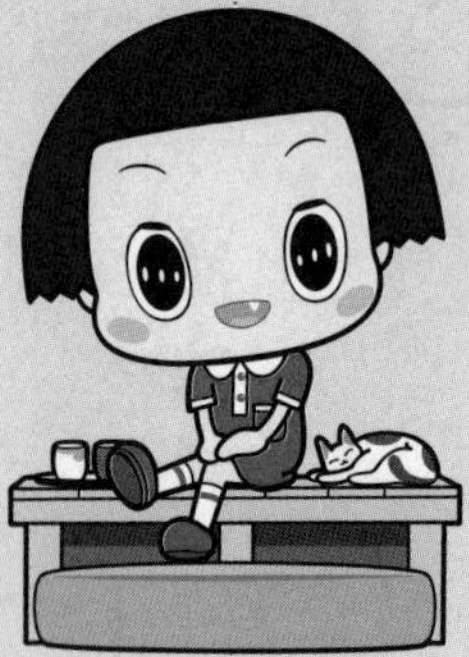

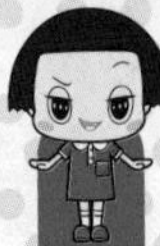

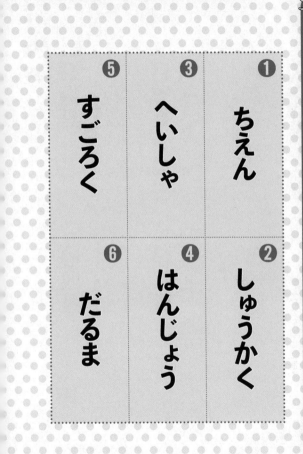

ハイレベル漢字を書いて脳を活性化！「仕事・遊び」①

❶ ちえん

❷ しゅうかく

❸ へいしゃ

❹ はんじょう

❺ すごろく

❻ だるま

解答

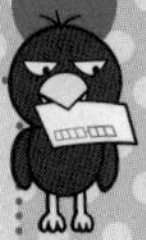

❶遅延

物事が予定されていた期日・時刻よりも遅れること。長引くこと

❷収穫

実った農作物を取り入れること。また、有益な結果や成果

❸弊社

自分の所属する会社をへりくだって呼ぶ謙称

❹繁盛

店などに多くの人が集まり、賑わい栄えること。また、その様子

❺双六

サイコロの出目に従って駒を進め、上がりを目指す盤上遊戯

❻達磨

禅宗の祖。またその座禅した姿を模した張子の置物

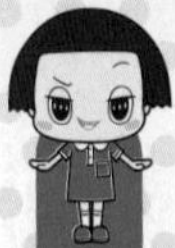

ハイレベル漢字を書いて脳を活性化！「仕事・遊び」②

① かんこどり	③ だきょう	⑤ だいごみ
② させん	④ きゅうけい	⑥ あやとり

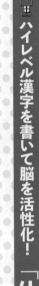

解答

① 閑古鳥
カッコウのこと。「閑古鳥が鳴く」は人が集まらず寂れている様子

② 左遷
高い地位から低い地位へ落とすこと。「閑職に左遷される」

③ 妥協
対立する両者(またはその一方)が、譲り折れ、意見をまとめること

④ 休憩
仕事や作業などの途中で、一旦手を止め休むこと

⑤ 醍醐味
物事の隠れた深い味わいや、本当の楽しさ。仏教用語が由来

⑥ 綾取り
輪にした糸を指にかけ、さまざまなものの形にする遊び

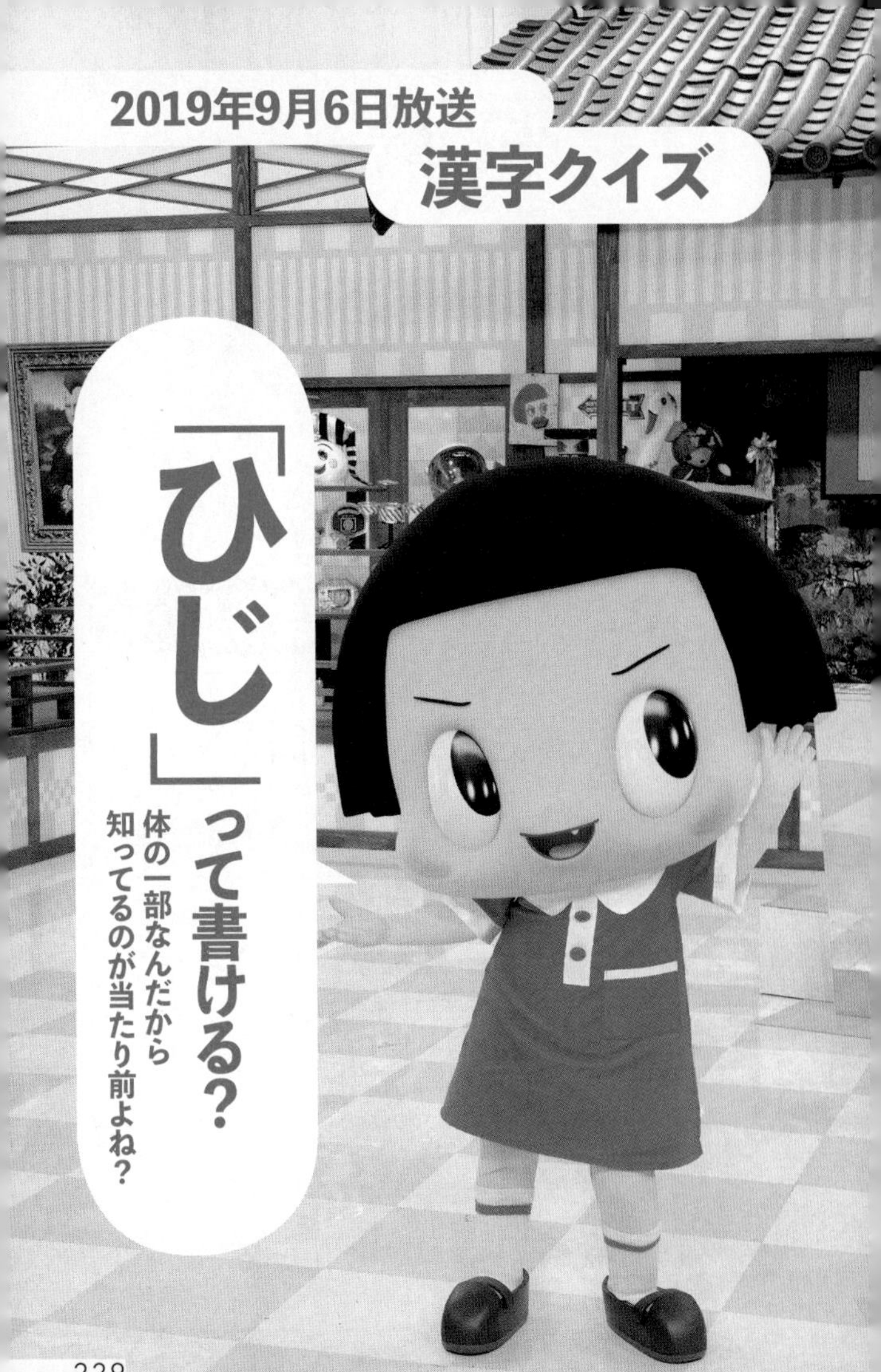

2019年9月6日放送

漢字クイズ

「ひじ」って書ける？

体の一部なんだから知ってるのが当たり前よね？

正 解

肘

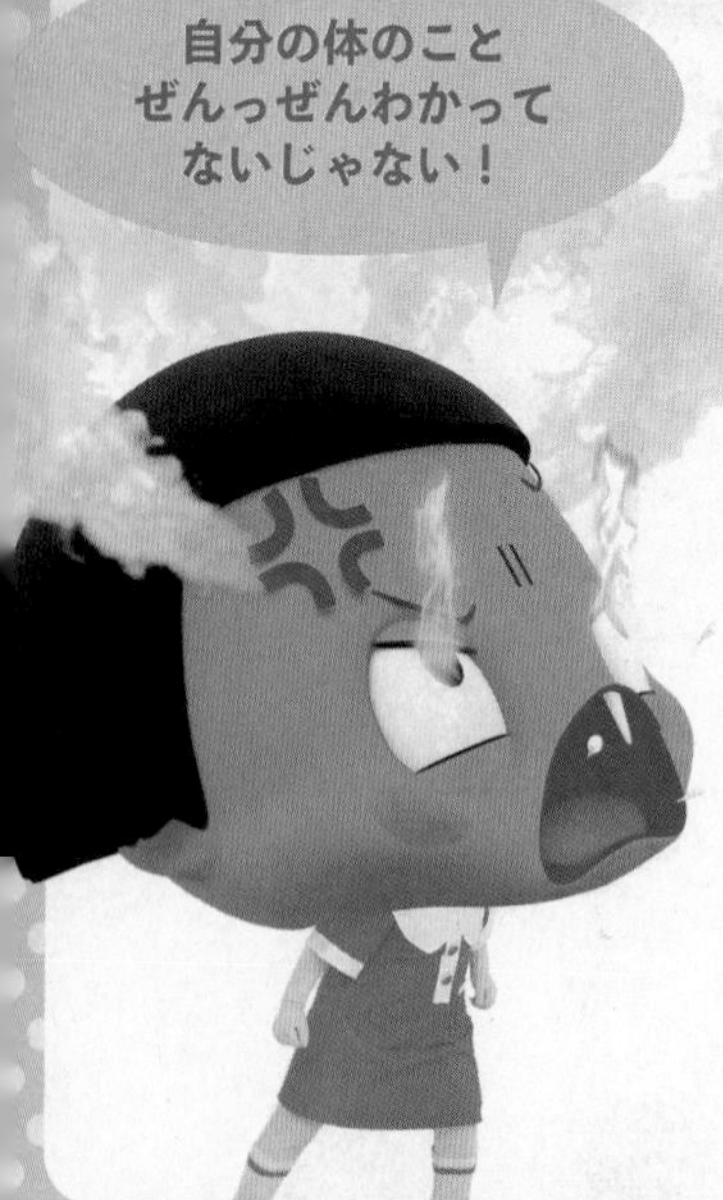
自分の体のこと
ぜんっぜんわかって
ないじゃない！

誤答例

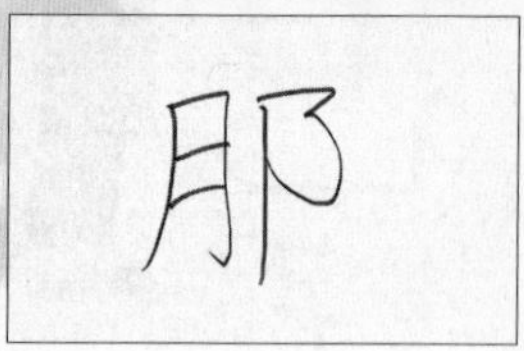

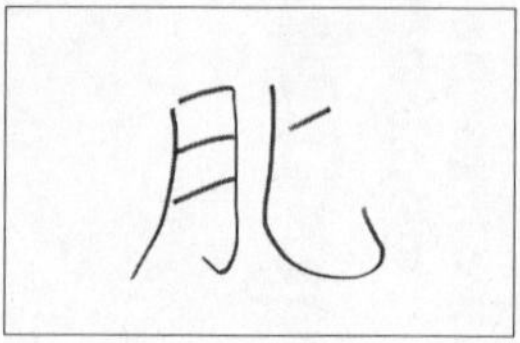

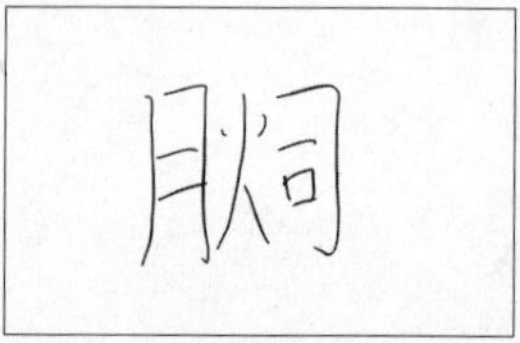

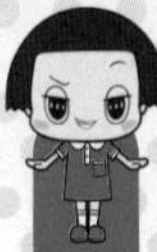

どんな字を書く？「同音異義語問題」①

① 切手のシュウシュウが趣味
事態のシュウシュウがつかない

② キョウハク状が送られてくる
万引きするようキョウハクする

③ 領海をカンシする
衆人カンシの中の出来事

解答

❶ 収集
あちこちから寄せ集めること

収拾
拾うこと。また混乱した状態を整えること

❷ 脅迫
相手を怖がらせるために害を加えることを通告する行為

強迫
相手を自分の意に沿わせるよう無理強いすること

❸ 監視
悪事が起こらないよう警戒すること

環視
周りを取り囲んで見ること

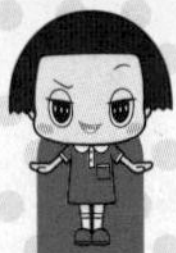

どんな字を書く？「同音異義語問題」②

❶ ジャッカンの空席が出た
ジャッカン17歳の金メダリスト

❷ クレジットカードでケッサイする
上司のケッサイを仰ぐ

❸ 新雑誌をハッコウする
条約がハッコウされる

解答

1

若干
あまり多くない様子

弱冠
もともとは20歳の男子のこと。転じて若いこと

2

決済
代金支払いなどによって取引を終了すること

決裁
権限をもった人物が、部下などの案の可否を決めること

3

発行
印刷物を世に送り出すこと

発効
条約や法律の効果が発生すること

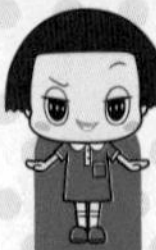

本当の名前は？「正式名称問題」①

❶
切手
↓
切□手□

❷
教科書
↓
教科□□書

❸
軍手
↓
軍□手□

❹
経済
↓
経□済□

解答

❶

切符手形

もともとは関所を通行する際や船に乗るときなどの通行証

❷

教科用図書

学校で教科を教えるために使われる図書

❸

軍用手袋

太い綿糸で編まれた作業用手袋。軍の兵士用だったからといわれる

❹

経世済民

元の意味は国を治め、人民を救済すること

本当の名前は？「正式名称問題」②

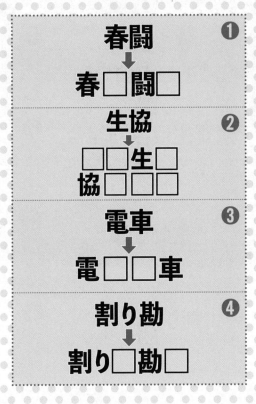

❶
春闘
↓
春□闘□

❷
生協
↓
□□生□
協□□□

❸
電車
↓
電□□車

❹
割り勘
↓
割り□勘□

解答

❶
春季闘争
毎年春に行われる労働組合による賃上げ要求のこと

❷
消費生活協同組合
所属組合員の生活改善、共済などを目的とする非営利法人

❸
電動客車
電動機を備えている旅客車・貨車などの総称

❹
割り前勘定
勘定を一人ひとりに平均に割り当てて支払うこと

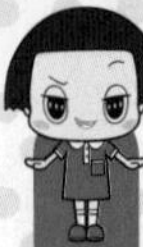

どんな漢字が入る？「類義語問題」①

❶ 卓越　□群

❷ 釈明　□解

❸ 失望　□胆

❹ 意図　□胆

❺ 忍耐　辛□

❻ 功績　□柄

解答

❶抜群

多くの中で群を抜いて優れていること

❷弁解

言い訳をすること。「弁明」も類語の一つ

❸落胆

失望して力を落とすこと。「胆」には「気持ち」の意味がある

❹魂胆

企み、策略。魂や心に潜んだ考え

❺辛抱

辛いことや苦しいことを耐え忍ぶこと

❻手柄

もともとは腕前のことで、転じてその腕前で得た功績のこと

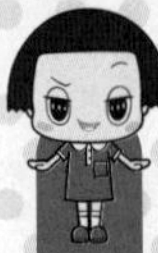

どんな漢字が入る？「類義語問題」②

❶ 純朴　□直

❷ 佳境　□場

❸ 検討　□味

❹ 死角　□点

❺ 唐突　不□

❻ 発祥　起□

解答

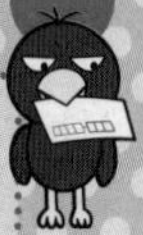

❶素直
飾り気がないこと。曲がったり癖があったりしない様子

❷山場
物事の最も盛り上がった重要な場面、クライマックス

❸吟味
物事を詳しく調べて選ぶこと。詩を吟じてその趣を味わうことから

❹盲点
人が見落としている点。本来は眼の網膜の機能上見えない部分を指す

❺不意
思いがけないこと。転じて、突然であること

❻起源
物事が起こる始まり

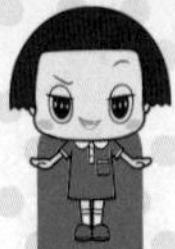

一文字入れて逆の言葉に！「対義語問題」①

① 抽象　□体

② 故意　過□

③ 任意　□制

④ 中枢　□端

⑤ 回避　□面

⑥ 怠惰　□勉

解答

❶ 具体

物事が知覚・認識される形や内容を備えていること

❷ 過失

不注意によっておかした過ち、失敗

❸ 強制

権力などで他人に無理強いすること

❹ 末端

組織などで、中心から最も遠い位置のこと

❺ 直面

物事に、直接対峙すること

❻ 勤勉

仕事や勉強などに一生懸命励むこと

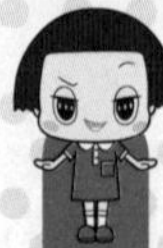

一文字入れて逆の言葉に！「対義語問題」②

❶
濃厚
□白

❷
干渉
□任

❸
伝統
革□

❹
祝賀
哀□

❺
漠然
鮮□

❻
歓声
□鳴

解答

❶ 淡白

物の色や味などが淡くあっさりしていること

❷ 放任

自由気ままにさせること

❸ 革新

古くからの組織や制度を新しくすること。「革」は改めるの意味

❹ 哀悼

人の死に対し、哀しみ悼むこと

❺ 鮮明

鮮やかではっきりしている様子。「漢」には「暗い」という意味もある

❻ 悲鳴

悲しんで泣くこと、またその声

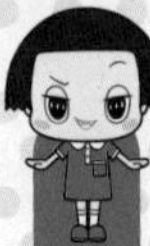

どの漢字が間違い？「四字熟語問題」①

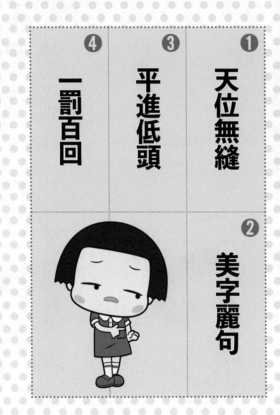

①天位無縫

②美字麗句

③平進低頭

④一罰百回

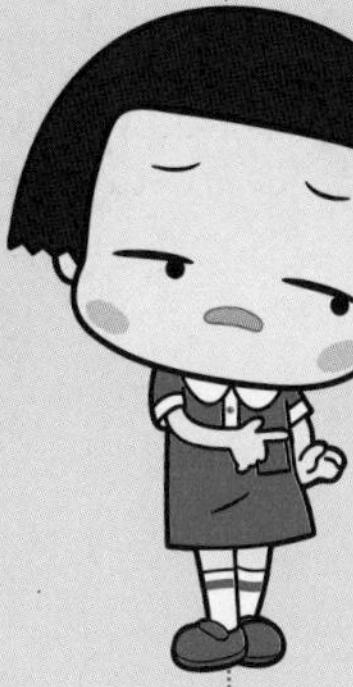

解答

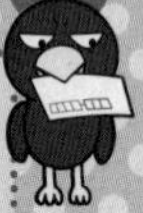

①天衣無縫

いかにも自然で完全な様子。天人の衣服には縫い目がない意から

②美辞麗句

「美辞」「麗句」ともにうわべを美しく飾った言葉のこと

③平身低頭

ひれ伏して頭を低く下げ、ぺこぺこすること

④一罰百戒

罪を犯した人を一人罰することで、多くの人への戒めとすること

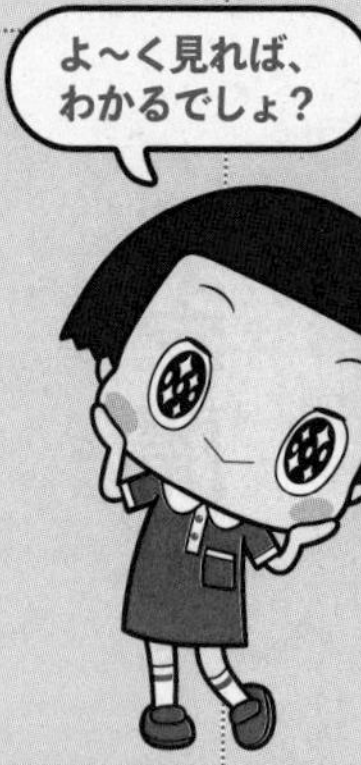

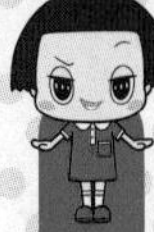

どの漢字が間違い？「四字熟語問題」②

❶ 五臓六府

❷ 和洋折中

❸ 質実剛建

❹ 快刀乱魔

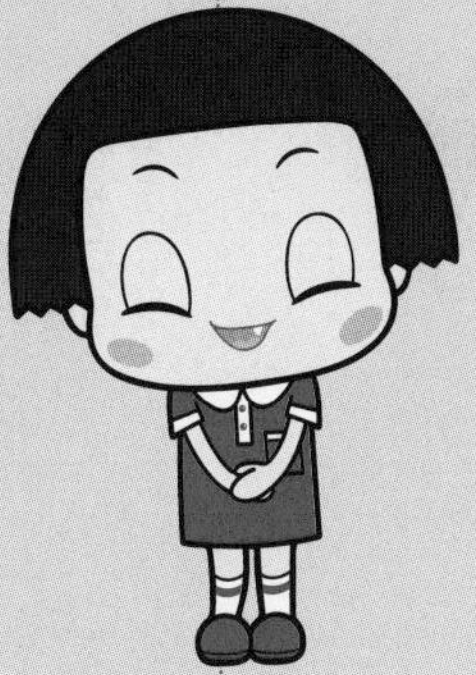

解答

① 五臓六腑

体全体のこと。五臓と六腑はそれぞれ漢方における内臓の総称

② 和洋折衷

和風と洋風をバランスよく取り混ぜていること

③ 質実剛健

飾り気がなくしっかりしていること

④ 快刀乱麻

もつれた麻の糸を刀で切るように、鮮やかに解決すること

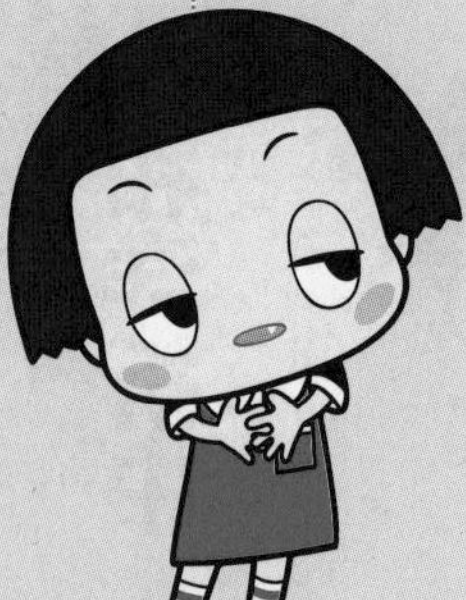

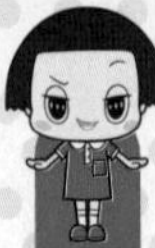

どの漢字が間違い？「四字熟語問題」③

① 起死快生

② 朝令暮回

③ 意気軒向

④ 傲顔不遜

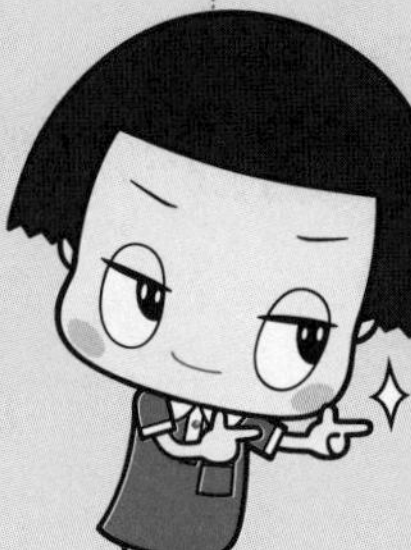

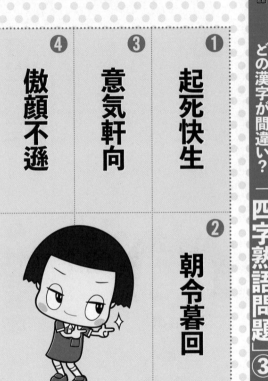

解答

① 起死回生

死にかけた状態のものを生き返らせること。立ち直らせること

② 朝令暮改

朝に下した政令を夕方に改めることから、方針が頻繁に変わること

③ 意気軒昂

意気込みが盛んで元気なこと。「軒昂」は奮い立っている様子

④ 傲岸不遜

相手を見下す様子。「傲岸」も「不遜」も思い上がっていること

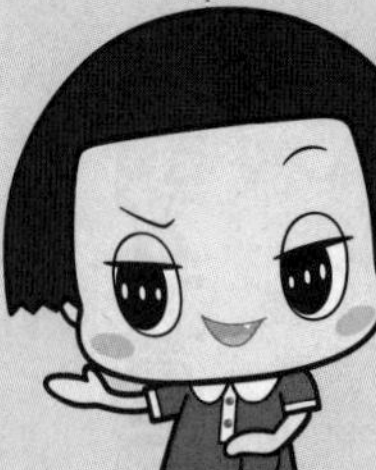

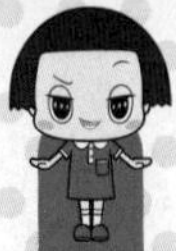

漢字を入れて完成させて！「ことわざ問題」①

❶ 枯れ木も□の賑わい

❷ 井の中の□大海を知らず

❸ 恩を□で返す

❹ 聞くは一時の□、聞かぬは一生の□

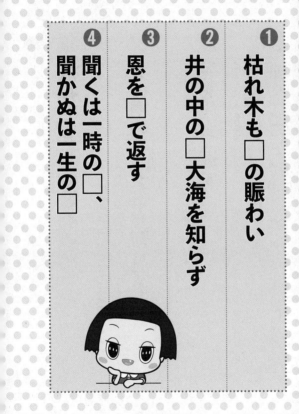

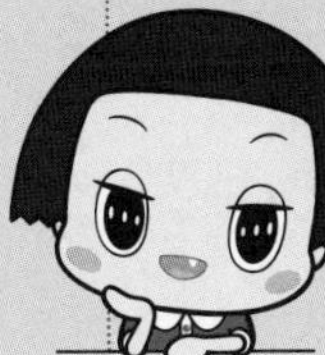

解答

❶ 枯れ木も山の賑わい

つまらないものでも、数があればないよりはましであることのたとえ

❷ 井の中の蛙大海を知らず

考えや知識が狭く、ひとりよがりになること。蛙は「かわず」と読む

❸ 恩を仇で返す

他人から恩を受けたにもかかわらず、かえって相手を害すること

❹ 聞くは一時の恥、聞かぬは一生の恥

他人に聞くのが恥ずかしいからとそのままにしておくと、一生恥ずかしい思いをする

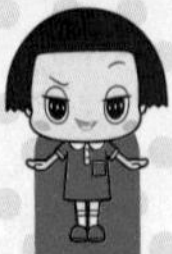

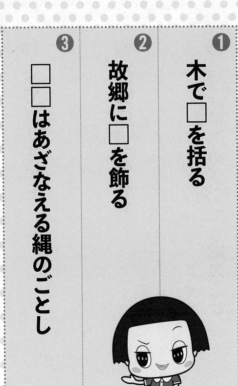

漢字を入れて完成させて！「ことわざ問題」②

① 木で□を括る

② 故郷に□を飾る

③ □□はあざなえる縄のごとし

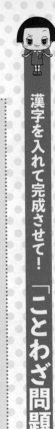

解答

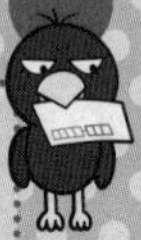

❶ 木で鼻を括る

冷淡にあしらうことのたとえ

❷ 故郷に錦を飾る

成功や出世をして、故郷へ帰ること。「錦を着て故郷へ帰る」とも

❸ 禍福はあざなえる縄のごとし

禍（わざわい）と幸福はより合わされた縄のように表裏一体で、交互にやってくるもの、というたとえ

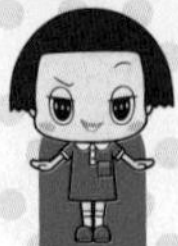

漢字を入れて完成させて！「ことわざ問題」③

❶ □□は小粒でもぴりりと辛い

❷ □□身につかず

❸ □□の泣きどころ

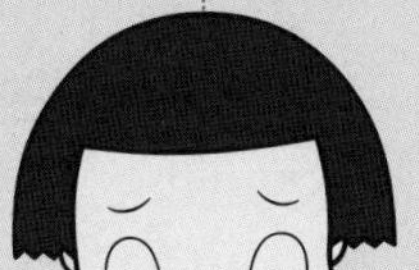

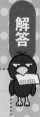

解答

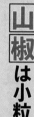

❶ **山椒は小粒でもぴりりと辛い**

体こそ小さいが非常に優れた気性や才能をもち、侮れないこと

❷ **悪銭身につかず**

不正な手段で得た金は、すぐなくなってしまうもの、という戒め

❸ **弁慶の泣きどころ**

弁慶ほどの強い者でもここを打たれると泣くという、弱点のこと。
むこうずね

漢字を組み合わせよう！「四字熟語問題」①

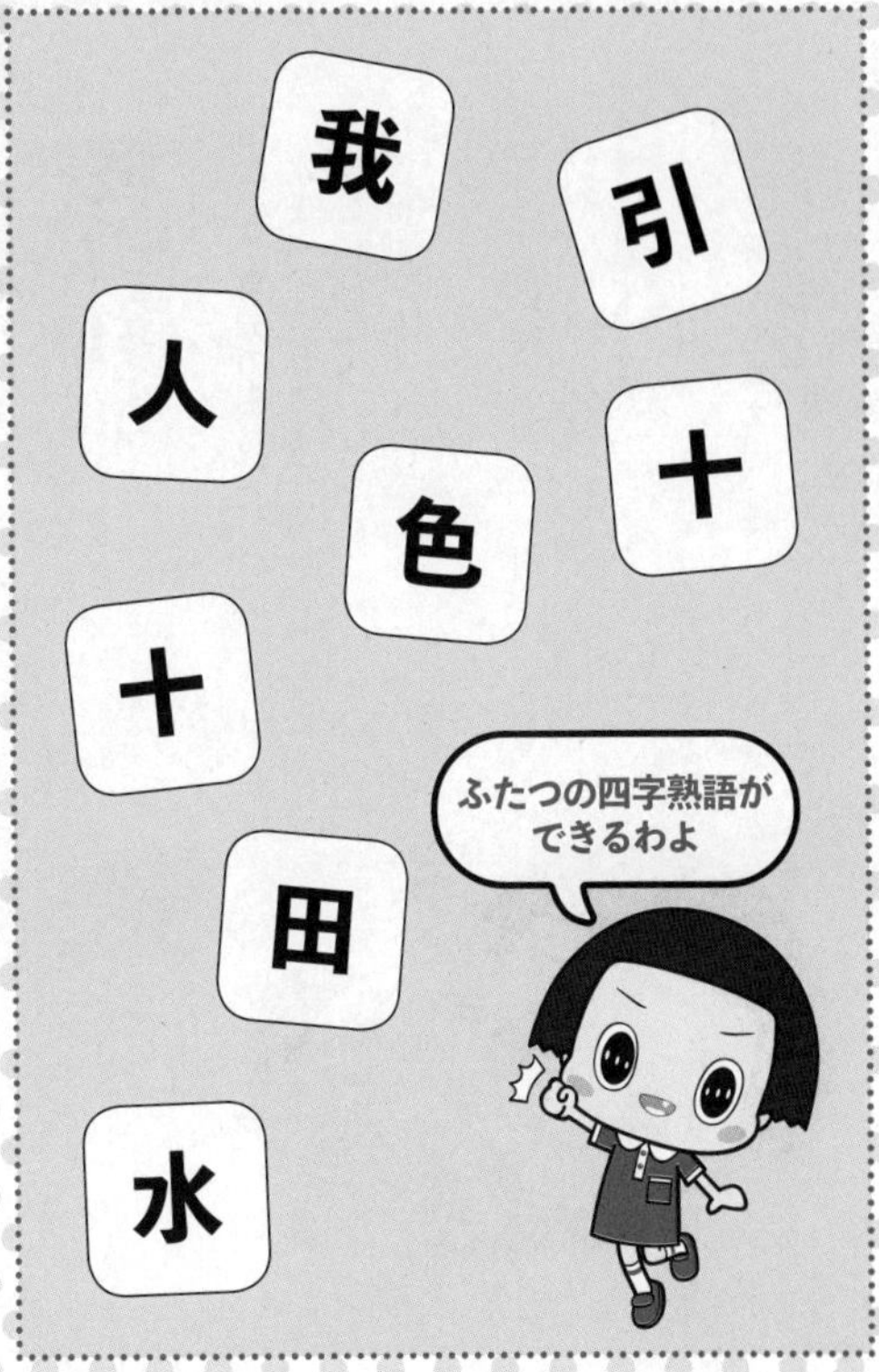
我
引
人
十
色
十
田
水
ふたつの四字熟語ができるわよ

解答

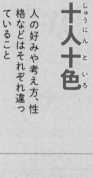

我《が》田《でん》引《いん》水《すい》

勝手に自分の田んぼに水を引き入れるように、自分に都合よくなるよう行動すること

十《じゅう》人《にん》十《と》色《いろ》

人の好みや考え方、性格などはそれぞれ違っていること

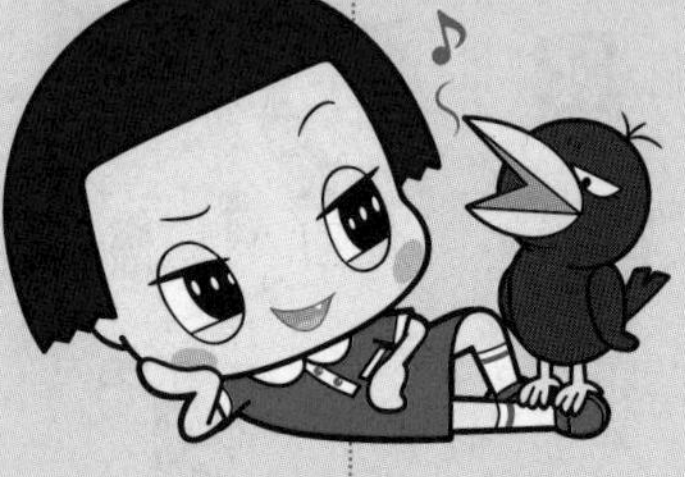

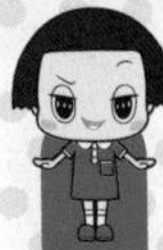

漢字を組み合わせよう！「四字熟語問題」②

語　一　心

道　報　読

果　断　晴

雨　応

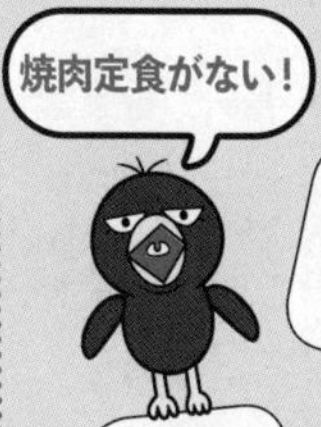

転　因

機　耕　言

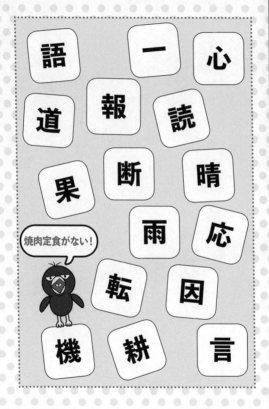

解答

言《ごん》語《ご》道《どう》断《だん》

言葉で言い表せないほど、ひどいこと。とんでもないこと

心《しん》機《き》一《いっ》転《てん》

何かをきっかけにして、よい方向へ気持ちがすっかり変わること

因《いん》果《が》応《おう》報《ほう》

善行や悪行をすると、それに応じた報いがあるということ

晴《せい》耕《こう》雨《う》読《どく》

晴れの日は農作業、雨の日は読書と、思いのままにのんびりとした生活を送ること

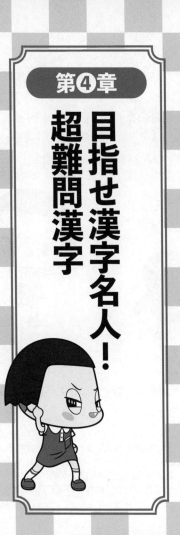

第4章

目指せ漢字名人！超難問漢字

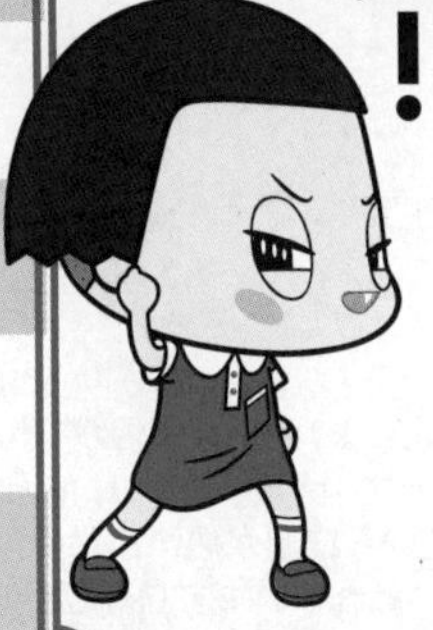

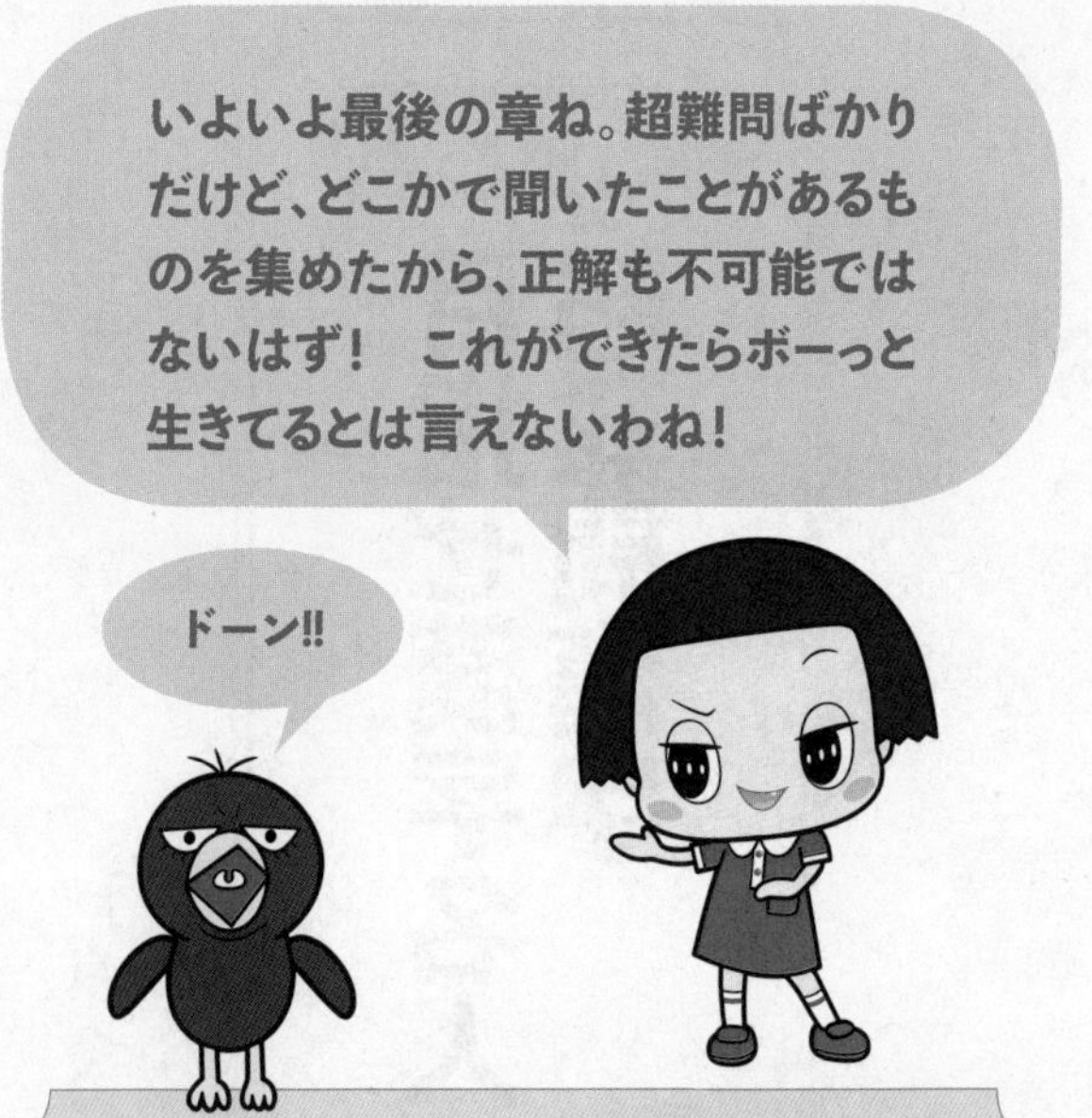
いよいよ最後の章ね。超難問ばかりだけど、どこかで聞いたことがあるものを集めたから、正解も不可能ではないはず！　これができたらボーっと生きてるとは言えないわね！
ドーン!!

チコちゃんは知っている、漢字の豆知識

大阪府の「阪」がこざとへんなのは

「縁起をかついだから」

昔の大阪は「小坂」と書いて「おざか、おさか」と読みました。室町時代に蓮如（れんにょ）という僧侶が「小より大の方が、縁起がいい」と言って「大坂」になり、さらに「坂の字は土に返る＝死ぬ」だから縁起が悪いなどの声もあり、現在の「阪」になったといわれています（諸説あります）

2018年11月2日放送

漢字クイズ

「あいさつ」って書ける？

マナーとして当然知ってるわよね！

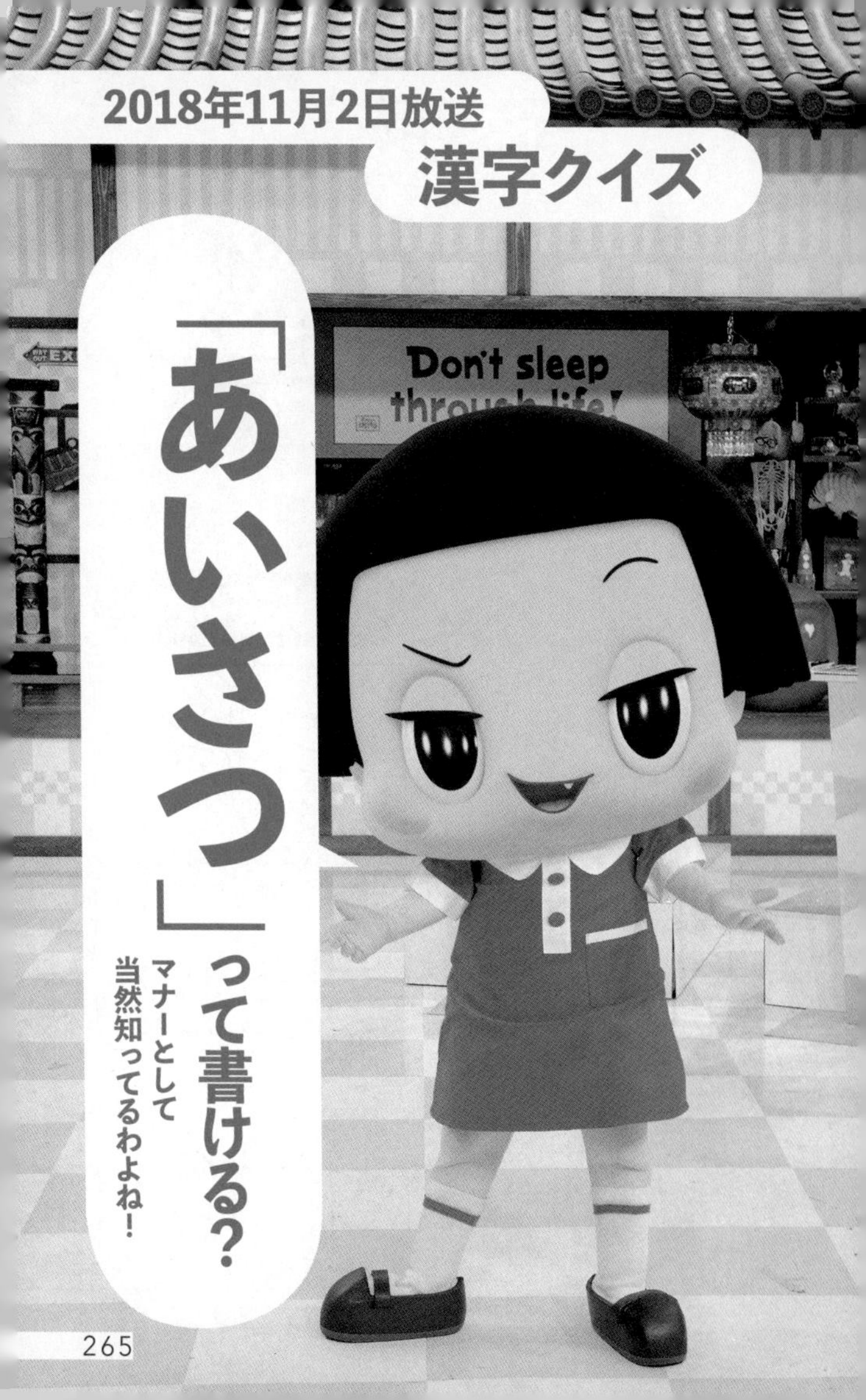

正　解

挨拶

みんな「拶」ばかり気にしてるけど
実は「挨」も難しいのよ？

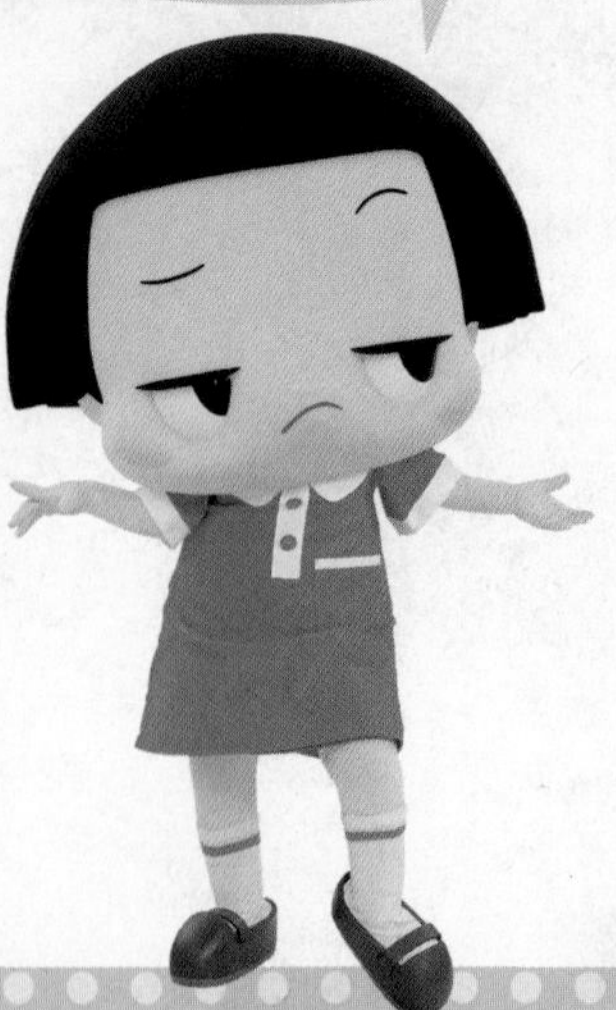

誤答例

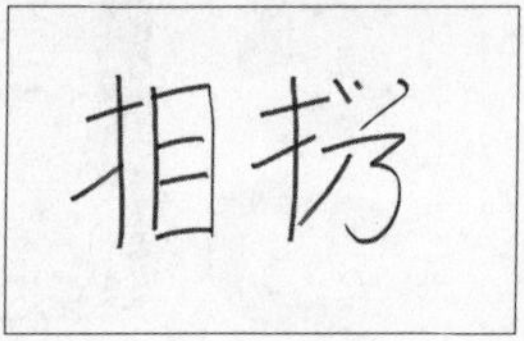

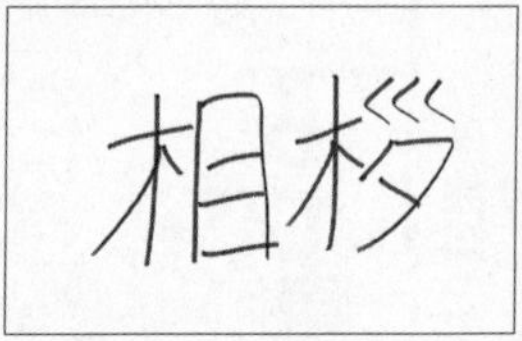

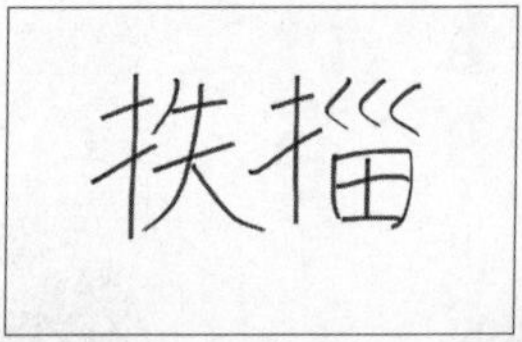

これが読めたら漢字マスター!! 「動作・反応」①

❶ 杞憂

❷ 胡坐

❸ 微睡む

❹ 嗚咽

❺ 目眩

❻ 狼狽える

解答

❶きゆう
いらないことをあれこれと心配すること。取り越し苦労

❷あぐら
両膝を開き、足首を組んで座ること

❸まどろむ
うとうとと眠りかけること

❹おえつ
声を詰まらせるように泣くこと。むせび泣くこと

❺めまい
目が回ってくらくらとする感覚。目の前がまっくらになること

❻うろたえる
どうしてよいかわからず慌てる。「狼狽」だけだと「ろうばい」と読む

これが読めたら漢字マスター！！「動作・反応」②

❶ 嗜む

❷ 滲む

❸ 促す

❹ 眩い

❺ 痙攣

❻ 弄る

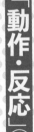

解答

❶たしなむ
趣味など、あることを好んで親しむこと。精を出して行うこと

❷にじむ
液体が布や紙に染み広がること。うっすらと染み出ること

❸うながす
早くするようせかすこと。そうするよう勧めること

❹まばゆい
強い光がまぶしいこと。光輝いて美しいこと

❺けいれん
筋肉が意に反して伸縮をくり返すこと

❻いじる
手でもてあそぶ。操作する。あれこれと手を加える

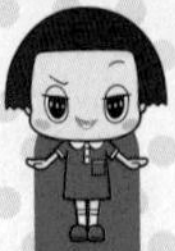

これが読めたら漢字マスター!!「動作・反応」③

① 遮る

② 諍い

③ 転寝

④ 悴む

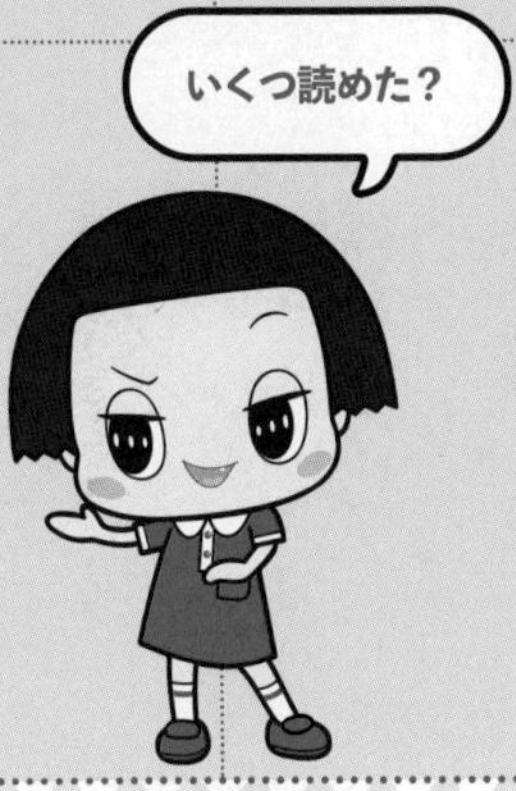

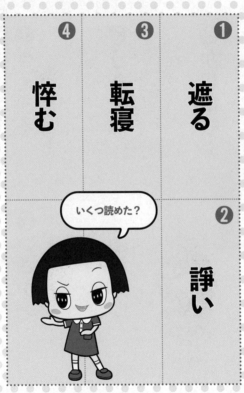

解答

❶ さえぎる

進路や人の話を邪魔して、先へ進めないようにする

❷ いさかい

言い争うこと。論争。もめごと

❸ うたたね

「ごろね」とも。寝床でない場所で、つい寝てしまうこと

❹ かじかむ

手足が寒さで凍えて思うように動かなくなること

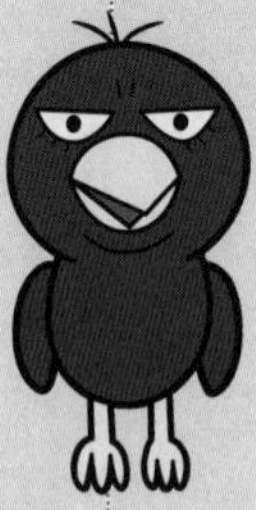

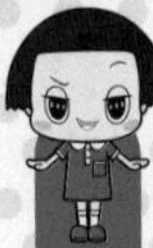

これが読めたら漢字マスター!!「仕事・業務」①

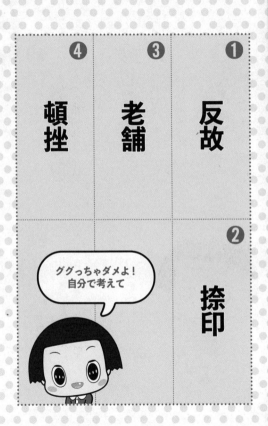

❶ 反故

❷ 捺印

❸ 老舗

❹ 頓挫

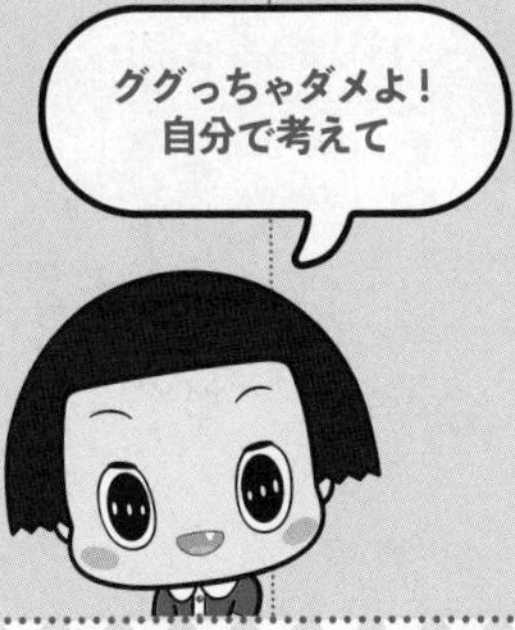

解答

①ほご

書きそこない不要となった紙。取り消し、破棄

②なついん

印鑑や判子を押すこと。または押した印。押印

③しにせ

先祖代々、同じ商売を続けている店。由緒正しい歴史ある店

④とんざ

事業や計画などが、中途半端な状態で進展しなくなること

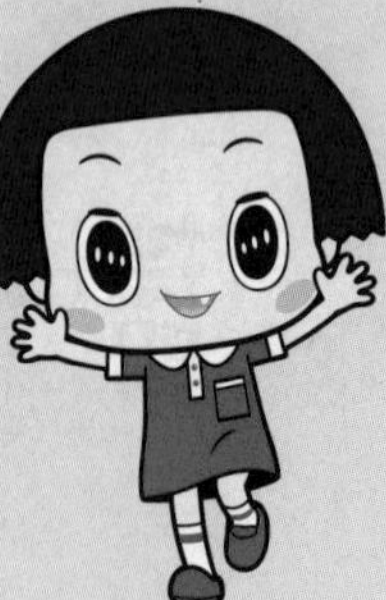

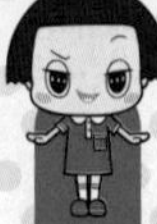

これが読めたら漢字マスター!!「仕事・業務」②

❶ 慰留

❷ 勘案

❸ 招聘

❹ 破綻

❺ 進捗

❻ 定款

解答

❶いりゅう

なだめて思いとどまらせること。「辞任表明されたが慰留した」

❷かんあん

さまざまな事情や意見を考え合わせ、よりよい答えを出すこと

❸しょうへい

礼儀を尽くして、丁重に招くこと。「聘（へい）する」でも同じ意味

❹はたん

従来の関係や状態を保てなくなること。立ち行かなくなること

❺しんちょく

物事が進み捗ること。また、その具合

❻ていかん

法人の目的や組織、業務、活動について定めた根本規則

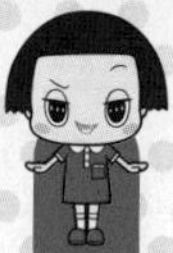

これが読めたら漢字マスター！「仕事・業務」③

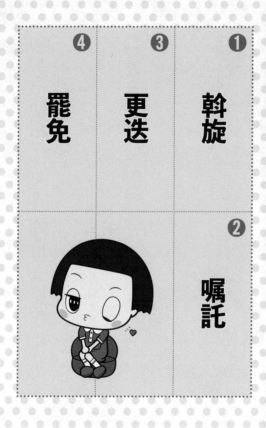

❶ 斡旋

❷ 嘱託

❸ 更迭

❹ 罷免

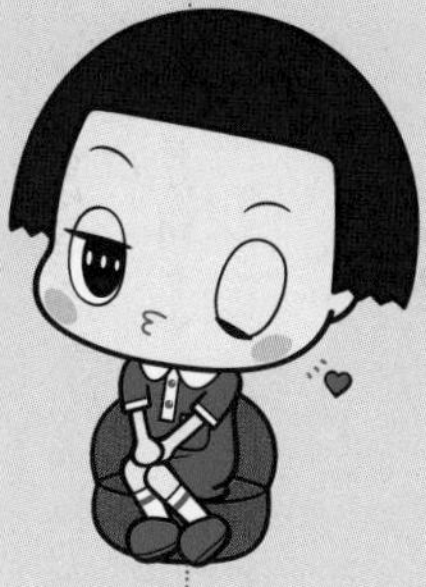

解答

① あっせん

間に入り、両者がうまくいくように取り計らうこと

② しょくたく

仕事を任せること。正式雇用によらず、人に仕事を依頼すること

③ こうてつ

ある役目や職に就いている人が変わること。また、変えること

④ ひめん

ある役目や職に就いている人を(強制的に)辞めさせること

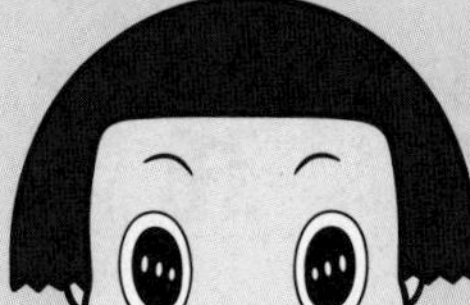

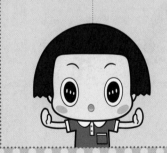

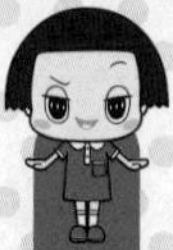

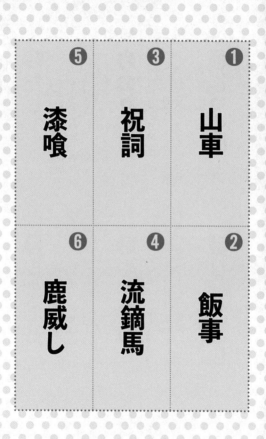

これが読めたら漢字マスター！！「日本の文化」①

① 山車

② 飯事

③ 祝詞

④ 流鏑馬

⑤ 漆喰

⑥ 鹿威し

解答

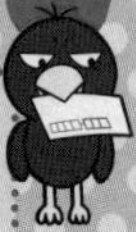

❶だし

日本の祭礼の際に引く、さまざまな飾り物をつけた屋台

❷ままごと

子どもが玩具などを使い、炊事や食事のまねをして遊ぶこと

❸のりと

祭りなどの神事に際して、神前で唱える言葉や文章。「しゅくし」とも

❹やぶさめ

疾走する馬上から弓で矢を放ち、的に命中させる射技

❺しっくい

塗壁材料。消石灰や粘土などを合わせ練ったもの

❻ししおどし

田畑を荒らす鳥や獣を威嚇し、追い払うための装置

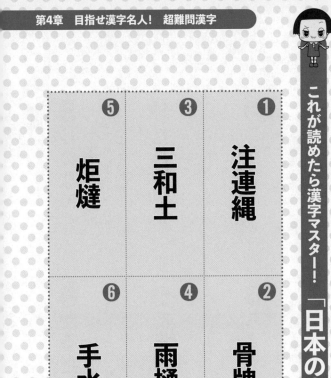

これが読めたら漢字マスター！！「日本の文化」②

❶ 注連縄

❷ 骨牌

❸ 三和土

❹ 雨樋

❺ 炬燵

❻ 手水

解答

❶しめなわ
神前や神事の場において、神聖と不浄の境を示すために張る縄

❷かるた
絵や文字の書かれた小さな札。「加留多」や「歌留多」とも書く

❸たたき
土やコンクリートで固めた、台所や玄関の土間

❹あまどい
屋根の端にあり、雨水を屋根から地面に流す装置

❺こたつ
熱源の上にやぐらを置き、布団で覆った暖房器具の一種

❻ちょうず
社寺などで参拝する前に、手や顔を洗い清めること

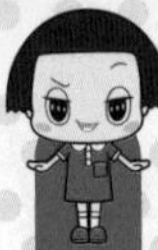

これが読めたら漢字マスター！「難読漢字」①

① 珠玉

② 乖離

③ 生粋

④ 拘る

⑤ 昵懇

⑥ 破落戸

解答

❶しゅぎょく

尊いものや素晴らしいもののたとえ。元は真珠や宝石のこと

❷かいり

まったくそむき、離れていること。「乖」はそむくという意味

❸きっすい

純粋で混じり気のないこと。出自などをいう。「生粋の江戸っ子」

❹こだわる

些細なことに気を配ること。「拘わる」だと「かかわる」と読む

❺じっこん

親しく付き合う様子。「昵」は近づく、なじむという意味

❻ごろつき

定職にも就かず住所不定で、悪事をして暮らす者

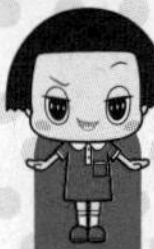

これが読めたら漢字マスター！「難読漢字」②

❶ 殊勲

❷ 懇意

❸ 雁字搦め

❹ 憚る

❺ 凡例

❻ 柔和

解答

❶しゅくん
ほかよりも際立って優れた功績。勲功。手柄

❸がんじがらめ
さまざまな束縛を受けて身動きがとれない様子

❺はんれい
書物の冒頭に記された、編集方針や利用法などの箇条書き

❷こんい
親しく気の置けない仲であること。遠慮なく付き合えること

❹はばかる
幅をきかせる。「人目を～」と他動詞で使うと「遠慮する」意味に

❻にゅうわ
性質や表情が優しくおとなしいこと。「じゅうわ」は間違い

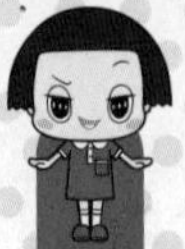

これが読めたら漢字マスター！！「難読漢字」③

① 冒瀆

② 御用達

③ 強ち

④ 数多

⑤ 頒布

⑥ 跋扈

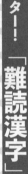

解答

❶ぼうとく
神聖なもの、清らかなものをおかしけがすこと

❷ごようたし
幕府などの御用をきいた商人。宮中に用品を収める商人

❸あながち
（打ち消しの語を伴って）必ずしも。一概に

❹あまた
読んで字のごとく、数が多いこと

❺はんぷ
広く配り、行き渡らせること。多くの人に分けること

❻ばっこ
のさばり、はびこること。好き勝手に振る舞うこと

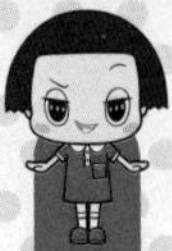

これが読めたら漢字マスター!!「難読漢字」④

❶ 掏摸

❷ 四方山話

❸ 燻銀

❹ 欺瞞

❺ 咄嗟

❻ 専ら

解答

❶すり

人ごみなどで、人が身につけている金品を気づかれずに抜き取ること

❸いぶしぎん

「燻し銀」とも。目立たないが力があったり魅力があったりするもの

❺とっさ

ほんの一瞬。あっという間。「咄嗟の判断で命拾いした」

❷よもやまばなし

とりとめのない、種々雑多な世間話のこと

❹ぎまん

他人の目をあざむき、騙すこと。ごまかすこと

❻もっぱら

そのことだけに、一途に打ち込むさま

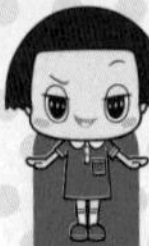

これが読めたら漢字マスターー！「難読漢字」⑤

❶ 兵站

❷ 精悍

❸ 疾病

❹ 呂律

❺ 巷

❻ 寛ぐ

解答

①へいたん

戦場の後方で、必要な物資の補給や輸送、連絡にあたる機関

②せいかん

動作や顔つき、目つきなどが鋭くたくましい様子

③しっぺい

体の諸機能に障害があること。健康でない状態

④ろれつ

滑舌など、ものを言うときの調子。「酔って呂律が回らなくなる」

⑤ちまた

道の分かれるところ。また、世間。世の中。「巷の噂によると」

⑥くつろぐ

余裕があること。安心すること。「寛」は広く余裕があるという意味

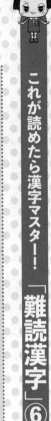

これが読めたら漢字マスター！！「難読漢字」⑥

❶ 微風

❷ 罹患

❸ 杜撰

❹ 軋轢

❺ 一入

❻ 改竄

解答

❶ そよかぜ

そよそよと吹く弱い風。「びふう」とも読む

❷ りかん

病気にかかること。「インフルエンザに罹患する」

❸ ずさん

文章に誤りが多くいい加減なこと。転じて作業がぞんざいなこと

❹ あつれき

仲違いすること。「軋」「轢」どちらも車輪がきしんでいる意味

❺ ひとしお

通常と比べて程度が一段と増すこと。一層。ひときわ

❻ かいざん

文書の文字・語句を自分に都合のいいように書き換えること

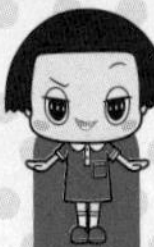

これが読めたら漢字マスター！「難読漢字」⑦

① 鼾

② 所以

③ 漸く

④ 暫く

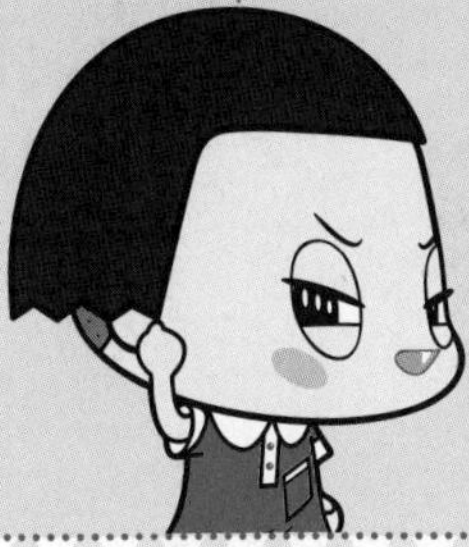

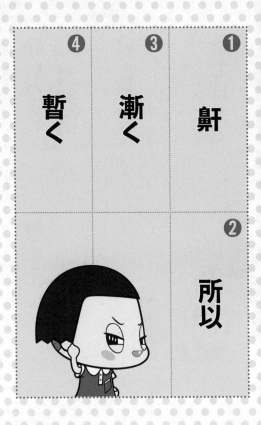

解答

① いびき

睡眠中、口や鼻から出てくる雑音

② ゆえん

いわれ。わけ。理由。「これこそ彼が生き字引と呼ばれる所以だ」

③ ようやく

やっとのことで。かろうじて。また、だんだん。しだいに

④ しばらく

少しの間。しばし。当分の間。また、久しいさま

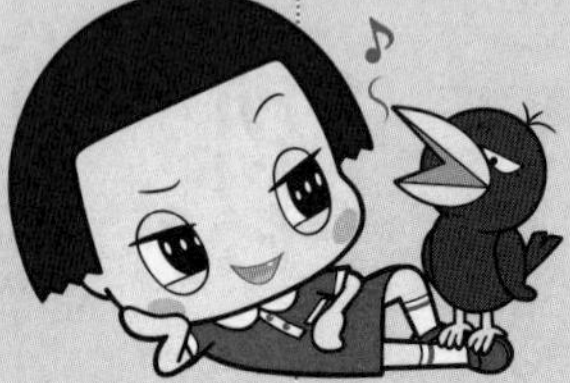

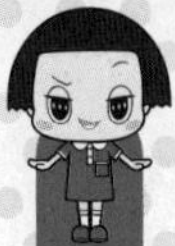

これが読めたら漢字マスター！「難読漢字」⑧

① 只管

② 悪阻

③ 矜持

④ 邂逅

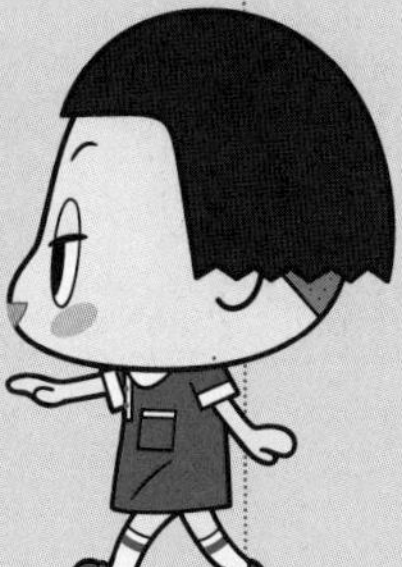

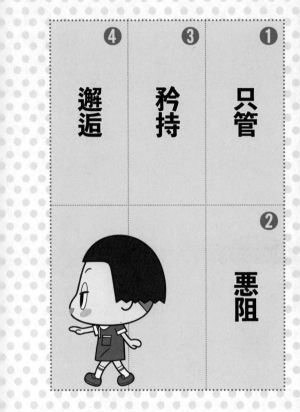

解答

❶ **ひたすら**
ただそのことだけに集中するさま。一心に。ひたむきに。一途に

❷ **つわり**
妊娠初期に、吐き気や食欲不振などを起こす状態。「おそ」とも

❸ **きょうじ**
自分に対する自信や誇り。プライド

❹ **かいこう**
疎遠だった人に思いがけず出会うこと

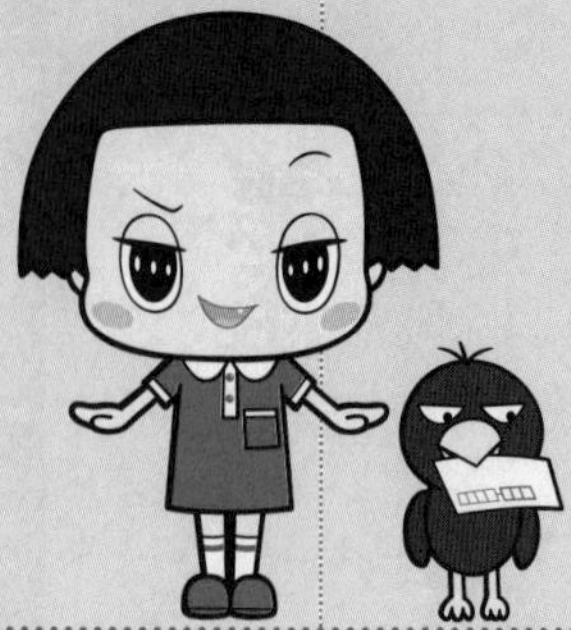

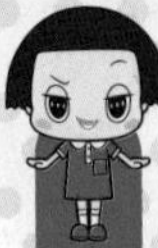

これが書けたら漢字マスター！「状態に関する言葉」①

① しゃれ

② ひどい

③ ごうか

④ さつばつ

⑤ けれんみ

⑥ せきらら

解答

❶ 洒落
服装が粋なこと。また、人を笑わせるような気のきいた一言

❷ 酷い
黙って見ていられないほど、残酷な様子

❸ 豪華
華やかなこと。立派なこと。「豪華絢爛(けんらん)なパーティ」

❹ 殺伐
穏やかさや温かみからは程遠い、すさんださま。とげとげしいさま

❺ 外連味
演劇などにおける、大げさなはったりやごまかしのきいた演出

❻ 赤裸々
丸裸であること。転じて、隠し事がなくありのままであること

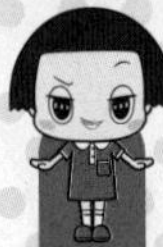

これが書けたら漢字マスター！「状態に関する言葉」②

❶ きてれつ

❷ ちんぷ

❸ みぞう

❹ きれい

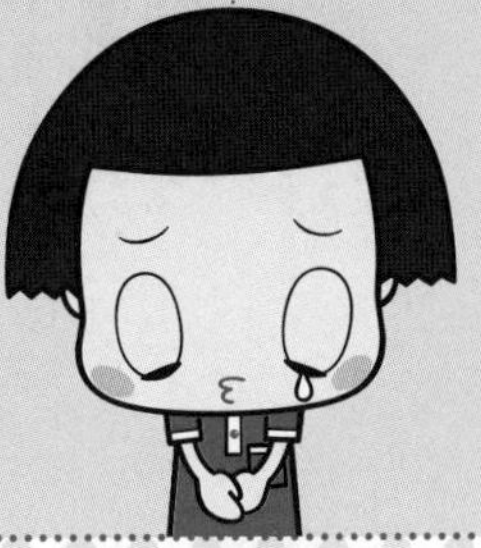

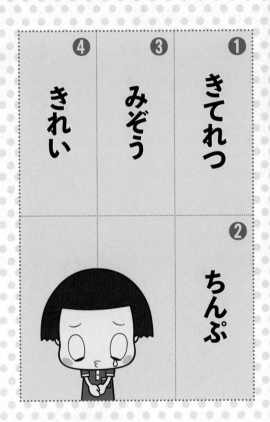

解答

❶奇天烈

奇妙この上ない様子。「奇妙奇天烈」は奇妙をより強調した表現

❷陳腐

古臭いこと。平凡で面白みに欠けること。また、そのさま

❸未曽有

「未(いま)だ曽(かつ)て有らず」から、今まで一度もないこと

❹綺麗

外見が美しく感じがよいさま。清廉なさま。耳に心地よいさま

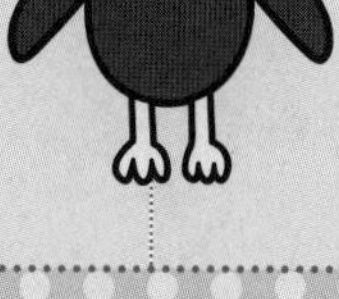

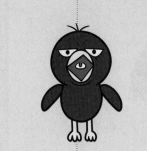

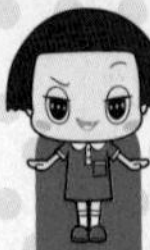

これが書けたら漢字マスター!!「状態に関する言葉」③

❶ こっけい

❷ あいまい

❸ おおげさ

❹ ぜいたく

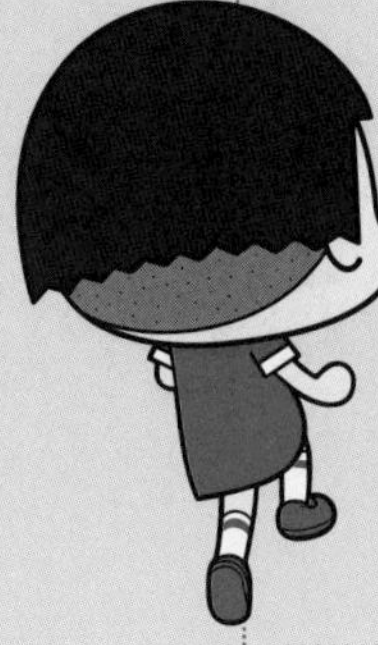

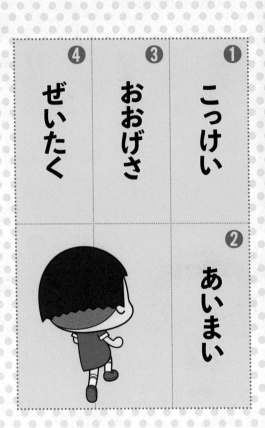

解答

① 滑稽

面白おかしいこと。また、ばかばかしくてくだらないこと

② 曖昧

物事がはっきりしないさま。「曖」「昧」どちらも暗いという意味

③ 大袈裟

実際よりも誇張した様子。「あいつの話はいつも大袈裟だ」

④ 贅沢

かける金額などの物事が、必要な限度を超えていること

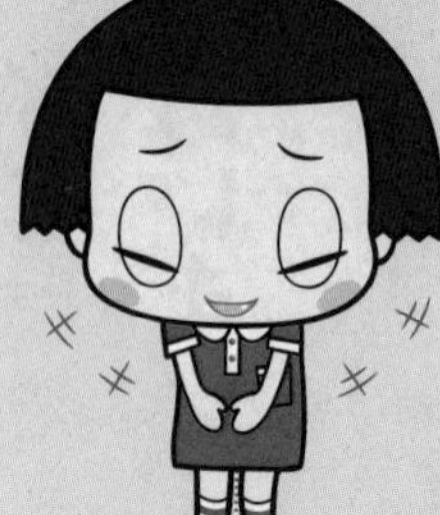

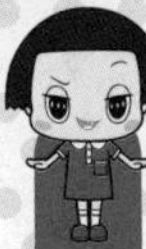

これが書けたら漢字マスター！「難書漢字」①

① けんこうこつ

② てきぎ

③ かゆい

④ きんさ

⑤ くちく

⑥ ずいひつ

解答

❶ 肩甲骨

「肩胛骨」とも。両肩の後ろにある、逆三角形の平たい骨

❸ 痒い

皮膚がムズムズして、かきむしりたくなる状態のこと

❺ 駆逐

敵などを追い払うこと。「悪貨は良貨を駆逐する」

❷ 適宜

その場面や状況に適していること。個別の事情に沿っていること

❹ 僅差

ほんのわずかな差のこと。「我々は惜しくも僅差で敗退した」

❻ 随筆

日々の見聞や経験、それに対する感想などを気ままに記した文章

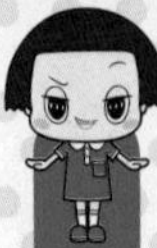

これが書けたら漢字マスター！！「難書漢字」②

① いそうろう

② れんさい

③ あげはちょう

④ せきべつ

⑤ しんびがん

⑥ まさつ

解答

❶居候

他人の家に住んで食べさせてもらうこと。また、その人

❷連載

記事などを雑誌や新聞などに、定期的に連続して掲載すること

❸揚羽蝶

アゲハチョウ科の蝶の総称。日本では主にナミアゲハのこと

❹惜別

人や土地との別れを惜しむこと。名残惜しく離れがたいこと

❺審美眼

物事の美しさを見抜く眼力。美しさと醜さを識別する能力

❻摩擦

擦り合わせること。擦れ合うこと。また、人間関係の不和

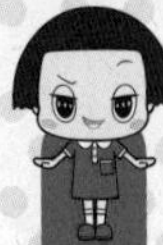

これが書けたら漢字マスター！「難書漢字」③

① もほう

② たいほ

③ とっぴょうし

④ まんきつ

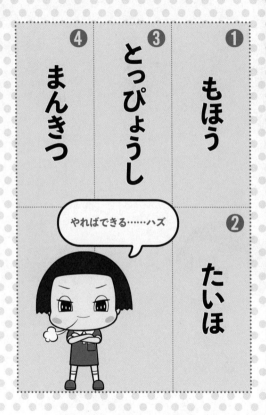

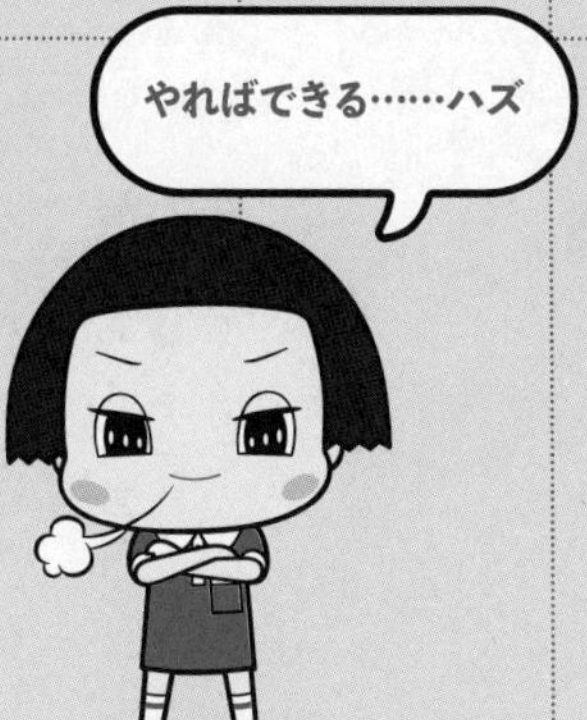

❶ 模倣

一から作り出すのではなく、すでにあるものや手法をまねること

❷ 逮捕

警察官などが、捜査のため被疑者とされる人物を拘束すること

❸ 突拍子

調子外れなこと。度外れなこと。主に「突拍子もない」の形で使う

❹ 満喫

十分に飲み食いすること。満足いくまで十分に味わうこと

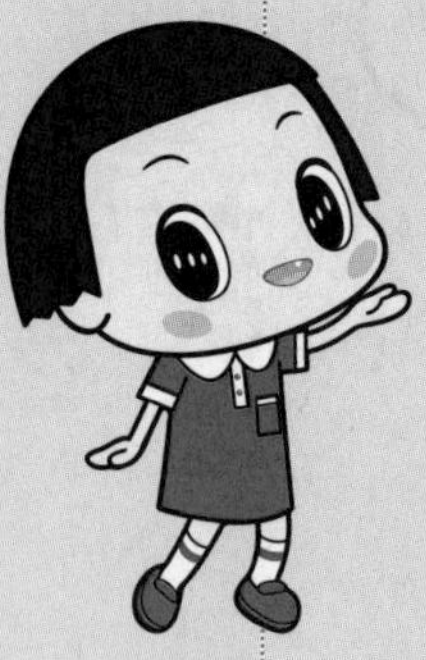

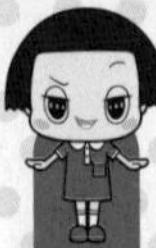

これが書けたら漢字マスター！！「難書漢字」④

❶ そんたく

❷ かかし

❸ たんれん

❹ ふきんしん

❺ かっとう

❻ ほうろう
（さまようこと）

解答

❶忖度
他者の心中を推し量ること。また、推し量って配慮すること

❷案山子
田畑を荒らす鳥や獣が近づかないよう立てる人形

❸鍛錬
修行や訓練を積み、身体能力や精神力、技能などを磨くこと

❹不謹慎
慎みがなく軽率で、場をわきまえていないこと。「不謹慎な発言」

❺葛藤
葛(かずら)と藤がもつれ合う様子から心の中で迷い、悩むこと

❻放浪
これといったあてもなく、さまようこと。さすらい歩くこと

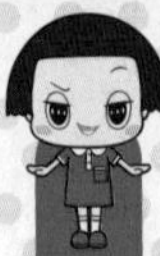

これが書けたら漢字マスター！！「難書漢字」⑤

①あくび

②ぐち

③ほうふつ

④すもう

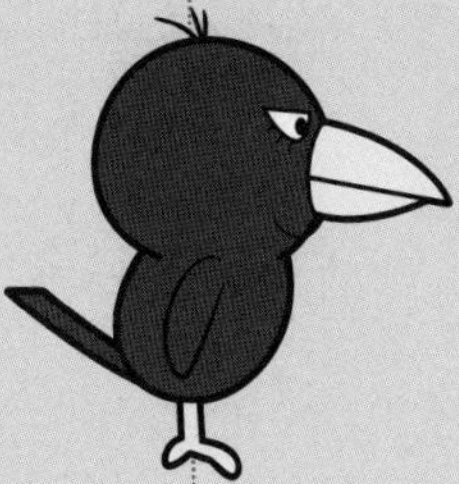

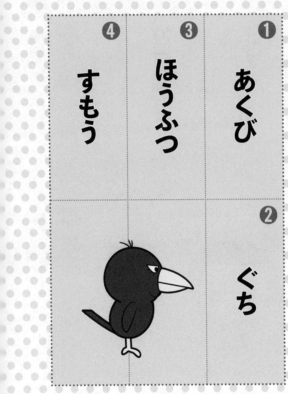

解答

① 欠伸

眠いときや退屈なときに起こる、呼吸運動

② 愚痴

言ったところでどうしようもないことを言って嘆くこと。その言葉

③ 彷彿

よく似ている様子。または、ありありと思い浮かぶ様子

④ 相撲

土俵上の二人が、相手を倒すか土俵外に出すことで勝負する競技

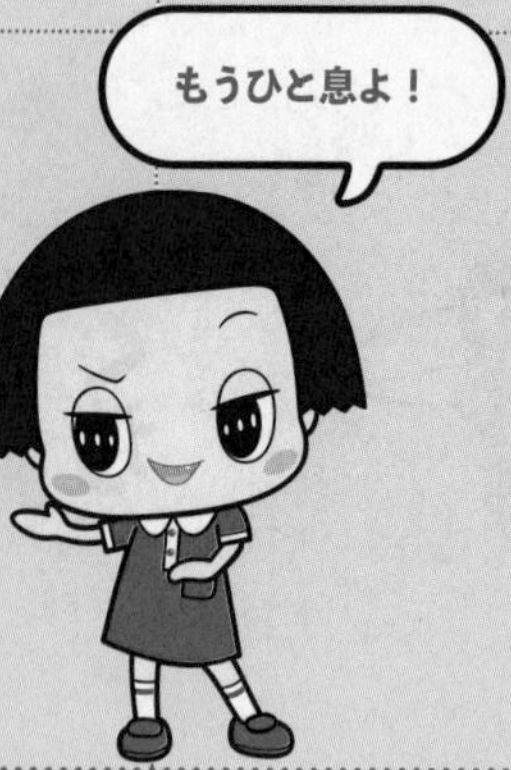

これが書けたら漢字マスターー！「難書漢字」⑥

①がびょう

②うるうどし

③かくはん

④ぼさつ

⑤あぜん

⑥しつけ

解答

❶画鋲

図面や紙などを、板や壁に留めるための鋲

❷閏年

平年より日数の多い年。基本的に四年に一度ある

❸攪拌

かき混ぜること。もともとの読みは「こうはん」

❹菩薩

仏教において悟りを求める衆生。仏に次ぐ崇拝対象とされる

❺唖然

思いもよらない出来事に驚きあきれるさま。声も出ないさま

❻躾

身だしなみ。また、礼儀作法を教え込むこと

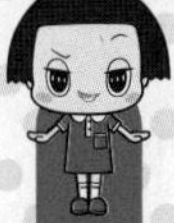

これが書けたら漢字マスター!!「難書漢字」⑦

① じゅうたん	③ うたかた	⑤ つもり
② かっぽうぎ	④ みいら	⑥ きんじとう

解答

❶ 絨毯

敷物などに用いられる、さまざまな色や模様をした毛織物

❷ 割烹着

家事や料理をする際、衣服の上から着る服。うわっぱり

❸ 泡沫

水の泡のように、消えやすくはかないことのたとえ

❹ 木乃伊

死体が腐らずに原形に近い形を保って乾燥、固まったもの

❺ 心算

前もって行う考え、意図。「参加する心算でいる」。「積もり」とも

❻ 金字塔

後世に残る優れた業績や記録。「金字塔」はピラミッドのこと

ブックデザイン◉クマガイグラフィックス
キャラクターデザイン◉オオシカケンイチ
イラスト◉MAR
キャプション◉海老克哉
制作協力◉水高 満、西ケ谷力哉、糸瀬昭仁（NHK）
稲毛重行、成川功修（NHKエンタープライズ）
小松純也
中島由布子（共同テレビジョン）
編集協力◉田中白矢、大井紗奈（NHKエンタープライズ）
編集・構成◉林 賢吾、佐古京太、山下孝子（ファミリーマガジン）
DTP◉山下真理子（ファミリーマガジン）、ティー・ハウス
企画・編集◉九内俊彦

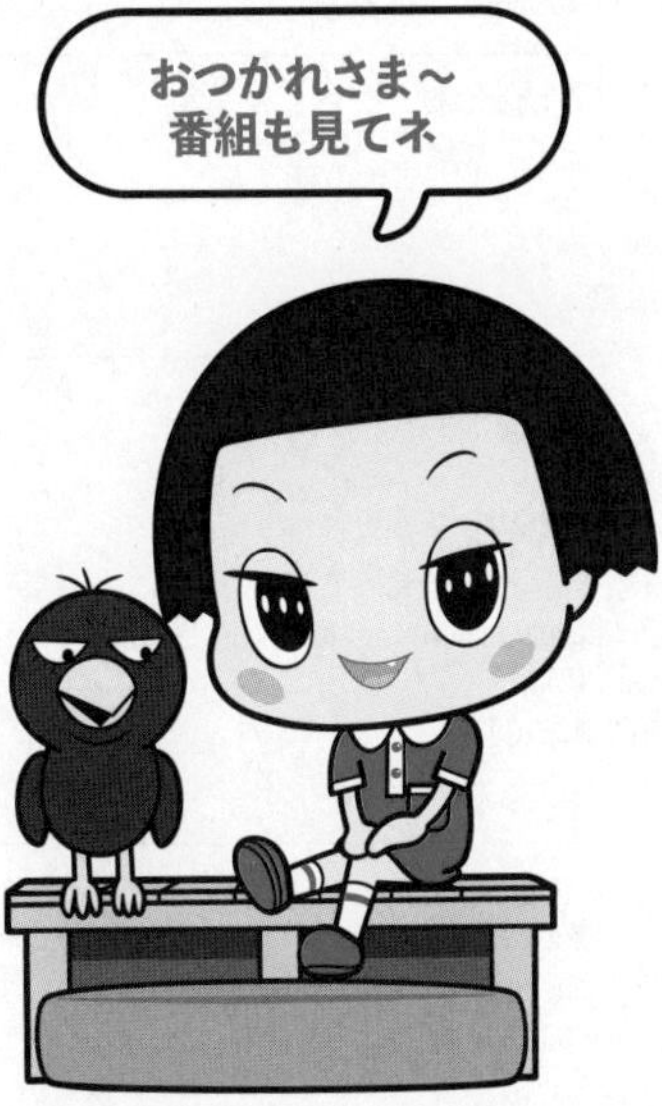

本書は2020年6月に小社より刊行した
単行本『大人の脳トレ！チコちゃんの漢字クイズ』を文庫化したものです。

宝島
SUGOI
文庫

大人の脳トレ！チコちゃんの漢字クイズ

（おとなののうとれ！ちこちゃんのかんじくいず）

2023年2月21日　第1刷発行

監　修　NHK「チコちゃんに叱られる！」制作班
発行人　蓮見清一
発行所　株式会社 宝島社
〒102-8388　東京都千代田区一番町25番地
電話：営業 03(3234)4621／編集 03(3239)0926
https://tkj.jp
印刷・製本　図書印刷株式会社

First published 2020 by Takarajimasha, Inc.
ISBN 978-4-299-03983-5